Eileen Hegedusch, Lars Hegedusch

Tiergestützte Therapie bei Demenz

Eileen Hegedusch, Lars Hegedusch

Tiergestützte Therapie bei Demenz

Die gesundheitsförderliche Wirkung von Tieren
auf demenziell erkrankte Menschen

schlütersche

Bibliografische Information Der Deutschen Bibliothek
Die Deutsche Nationalbibliothek verzeichnet diese Publikation
in der Deutschen Nationalbibliografie; detaillierte bibliografische Daten
sind im Internet über http://dnb.ddb.de abrufbar.

ISBN 978-3-89993-172-3

Autorin
Eileen Hegedusch
Lars Hegedusch
Berliner Straße 24
07545 Gera

Zu den »Bremer Schriften«:
Die »Bremer Schriften« verbinden eine Reihe von Publikationen aus den Arbeitsschwerpunkten
des Instituts für angewandte Pflegeforschung (iap) an der Universität Bremen.

Es handelt sich um Tagungsdokumentationen, Forschungsberichte oder um thematisch gebündelte
Qualifikationsarbeiten der Lehrenden und Studierenden. Diese Abschlussarbeiten werden ausgewählt
und eingeleitet, sodass sie interessant für ein Pflegefeld in Praxis und Theorie sind. Herausgeber
und Autor wechseln je nach Thema. Für die gesamte Reihe ist ein Gremium der Fachkommission
Pflege, Universität Bremen, FB 11, Institut für angewandte Pflegeforschung (iap) verantwortlich.

© 2007 Schlütersche Verlagsgesellschaft mbH & Co. KG,
        Hans-Böckler-Allee 7, 30173 Hannover

Satz: PER Medien+Marketing GmbH, Braunschweig
Druck und Bindung: Druck Thiebes GmbH, Hagen

Inhalt

Danksagung

Allen, die uns im Laufe der Zeit, in der diese Arbeit entstanden ist, begleitet haben, möchten wir an dieser Stelle herzlich danken.

Besonderer Dank gebührt Professor Dr. Stefan Görres und Dipl. Sozpäd. Petra Richter für die geduldige und ermutigende Betreuung und Beratung während dieser Zeit.

Wir danken auch Christine Schimmel und Anja Quellmalz. Sie unterzogen sich freiwillig der Mühe des Korrekturlesens.

Der Hans Böckler-Stiftung danken wir für die langjährige finanzielle und ideelle Förderung, die uns in den Jahren des Studiums persönlich und beruflich sehr geprägt hat.

Der Schlüterschen Verlagsgesellschaft möchten wir für ihr Interesse an diesem für uns wichtigen Thema und für die Bereitschaft, unsere Diplomarbeit als Buch zu veröffentlichen, danken.

Unser größter Dank gilt unseren Eltern für ihre unermüdliche Unterstützung. Sie haben uns damit viel Mut und Kraft für das Studium und diese Arbeit gegeben.

An dieser Stelle dürfen auch unsere geliebten Tiere, »Charlie-Hund« und »Charly-Katze«, nicht unerwähnt bleiben. Sie öffneten uns durch ihr besonderes Wesen die Augen für dieses Thema.

Gera, im November 2006   Eileen und Lars Hegedusch

*»Die Sprache der Tiere ist begrenzt,
aber was sie damit zum Ausdruck bringen,
ist wichtig und nützlich.«*

(Leonardo da Vinci)

1   »Wir müssen draußen bleiben!«

»Wir müssen draußen bleiben« – Diese Aufforderung ist auf vielen Schildern in Eingangsbereichen von Alten- und Pflegeheimen zu lesen. Gemeint sind damit natürlich Tiere, die keinen Zutritt zur Einrichtung haben. Warum eigentlich? Gibt es nachvollziehbare Gründe für dieses Verbot, wird es aus Gewohnheit oder Unwissenheit ausgesprochen?

Das Verbot, Tiere mit in die Einrichtung zu bringen, verhindert auch die Chance, demenziell erkrankte Bewohner zu erreichen, Kontakt zu ihnen aufzubauen und einen essenziellen Beitrag zum Wohlbefinden und zur Lebensqualität aller Bewohner und des Personals zu leisten. Das aber ist bislang nur wenigen Heimträgern bewusst.

Wer selbst mit Tieren zusammenlebt, kann sicherlich viele Anekdoten erzählen: über die Freude am Verhalten des Tieres, über gemeinsame unvergessliche Erlebnisse, über schwierige Situationen, in denen das Tier Anteilnahme und Trost gespendet hat. Fast unbemerkt kreisen viele Unterhaltungen und Gespräche mit Kollegen, Freunden und Verwandten um eigene Tiere.

Wir Menschen sind von Tieren umgeben, einige lassen wir dicht an uns heran und bauen zu ihnen freundschaftliche, familiäre, ja sogar partnerschaftliche Beziehungen auf. Die Zeit mit einem geliebten Tier zu verbringen, erfüllt uns mit Freude. Sie schenken uns das Gefühl, gebraucht und geachtet, vor allem aber geliebt zu werden – auf eine unverfälschte, archaische, nicht menschliche Art und Weise.

Der Alltag in vielen Alten- und Pflegeheimen ist dagegen oft gekennzeichnet durch ein beziehungsloses Nebeneinander, durch Isolation und frustrierten Rückzug. Dies alles hat negative Folgen auf das Wohlbefinden, die Lebensqualität und letztlich auch auf die Gesundheit der Heimbewohner, vor allem der demenziell Erkrankten.

Demenzielle Erkrankungen gehören mittlerweile zu den häufigsten und folgenreichsten psychiatrischen Diagnosen im höheren Alter und sind eine Hauptursache für Pflegebedürftigkeit (vgl. *Weyerer* 2005). Die demenziell Erkrankten leben versunken in ihrer eigenen Welt, zu der Pflegende und Angehörige kaum Zugang finden. Frustration bei allen Beteiligten ist die Folge. Um diese Negativspirale aus Rückzug, Isolation, Frustration und teilweise sogar Aggression zu durchbrechen, müssen geeignete Voraussetzungen geschaffen werden, damit adäquate Begegnungen und Beziehungen entstehen können.

Der Beziehungsaufbau mit demenziell Erkrankten ist, wegen des zunehmenden Verlustes kognitiver Fähigkeiten und damit einhergehender Einschränkungen in der verbalen Kommunikation, im Heimalltag eher schwierig.

Eine zentrale Herausforderung der Zukunft ist es, die steigende Zahl derer, die an der gegenwärtig noch unheilbaren Demenz erkranken, adäquat zu begleiten, zu betreuen und zu versorgen. So lässt sich möglicherweise der Verlauf der Krankheit beeinflussen. Die Betroffenen können ein würdevolles Leben führen und ihre Versorgung wäre nachhaltig, effektiv und finanzierbar.

In Deutschland leben derzeit fast eine Million Menschen mit Demenz und jährlich erkranken ca. 200.000 Menschen daran. Mit zunehmendem Alter steigt das Risiko einer demenziellen Erkrankung stark an. Der zu erwartende Rückgang familiärer Betreuungsressourcen birgt zusätzliche Herausforderungen. Bereits bestehende Betreuungskonzepte können derzeit nur marginale Erfolge vorweisen. Die Suche nach innovativen Interventionsoptionen empfiehlt sich daher. Es stellt sich daher die Frage, inwieweit Tiere in der Lage sind, die Lebenssituation von Heimbewohnern zu verbessern.

Gerade vor dem Hintergrund des demografischen Wandels und der zunehmenden Hochaltrigkeit erscheint es geradezu angebracht, die Möglichkeit, mit Hilfe von Tieren die neuen Herausforderungen anzugehen, einmal genauer zu prüfen.

Die Bewältigung dieses Problemfeldes ist zugleich auch eine Chance für die Pflege. Das Berufsfeld Pflege befindet sich seit einiger Zeit, auch in Deutschland, in einer deutlichen Umstrukturierung. Die Neupositionierung der Pflege als mehrdimensionale, gesundheitsfördernde, ressourcen- und bedürfnisorientierte Profession ist ein langwieriger Prozess, ermöglicht aber auch die Erschließung neuer Tätigkeitsfelder und Interventionsmöglichkeiten. Bisher entstehen Pflegeinterventionskonzepte durch die subjektiven Wissensbestände und Erfahrungen von Pflegenden. Sie sind also das Ergebnis einer umfassenden Auseinandersetzung mit einer Problemlage, der eine Systematisierung und Strukturierung von bereits vorhandenem Wissens vorausging. Dies ermöglicht eine Transformierung zu verobjektivierbarem Wissen. Beispiele für erfolgreiches Vorgehen sind unter anderem die Konzepte der Kinästhetik und der Basalen Simulation.

Die hieraus entstandenen wissenschaftlichen Diskurse verdeutlichen den Versuch, die Herausforderungen innerhalb der Pflegeprofession zu bewältigen. Gelingt es den Pflegekräften, die Herausforderungen, die mit einer demenziellen Erkrankung verbunden sind, innovativ und nachhaltig zu lösen, werden sie einen weiteren entscheidenden Schritt in Richtung Professionalisierung und Anerkennung vollziehen.

Das Erkenntnisinteresse, das dieser Arbeit zugrunde liegt, beruht auf einer Vielzahl von persönlichen Erfahrungen mit eigenen Tieren. Es ist verbunden mit der Frage, ob und wieso von Tieren besondere Wirkungen ausgehen, über welche gesundheitsförderlichen Potenziale Tiere verfügen und ob diese die Lebensqualität und das Wohlbefinden demenziell erkrankter Menschen positiv beeinflussen können, um daraus eine Relevanz für die pflegerische Praxis, die Pflegeausbildung und -wissenschaft abzuleiten.

Tiere kommunizieren über ihre Körpersprache und Laute mit ihren Artgenossen und auch mit dem Menschen. Berührungen kommen als »fühlbare Sprache« hinzu. Bei dieser Form der Kommunikation geht es nicht darum, Sachverhalte mitzuteilen.

Vielmehr werden über diesen Weg Wünsche, Bedürfnisse, Gemütszustände, Emotionen und Verbundenheit mit dem anderen mitgeteilt.

Diese persönlichen Erfahrungen und die Beobachtung, dass demenziell Erkrankte noch lange Zeit in der Lage sind, sich an einer einfachen, wortlosen, jedoch gefühlsbezogenen Interaktion beteiligen zu können, lassen die Vermutung zu, dass gerade demenziell erkrankte Menschen vom Kontakt mit Tieren profitieren können.

> Tiere bieten die Möglichkeit, über die Ansprache aller menschlichen Sinne Kontaktprozesse zu initiieren, die sich wiederum positiv auf den gesundheitlichen, kognitiven, sozialen und emotionalen Status demenziell erkrankter Menschen auswirken. Dadurch eröffnet sich die Chance für Pflegende, mit Hilfe von Tieren intensiver mit Betroffenen in Interaktion treten zu können.

Diesem Buch liegt eine Diplomarbeit zu Grunde, die einen neuen innovativen Bereich für die Pflege erschließen will, damit sie sich weiter zu einer gesundheitsförderlichen und ressourcenorientierten Profession entwickeln kann.

Gerade für Bewohner von Alten- und Pflegeheimen sind Gefühle von Geborgenheit, Nähe und Gebrauchtwerden elementar. Es ist geradezu töricht, ihnen den Kontakt mit Tieren zu untersagen. Wir möchten dazu ermuntern, sich mit den Möglichkeiten der tiergestützten Therapie speziell bei demenziell Erkrankten in stationären Einrichtungen auseinander zu setzen. So kann eine Basis geschaffen werden, auf der darüber entschieden werden kann, ob und wie Tiere in die Betreuung und Begleitung demenziell erkrankter Heimbewohner integriert werden können.

Im **ersten Teil** dieses Buches werden die theoretischen und praktischen Grundlagen erläutert. Dazu erfolgt zunächst ein Exkurs zum Thema »Demenz«, der den aktuellen Stand der Wissenschaft widerspiegelt. Auf dieser Grundlage wird anschließend eine Auswahl von derzeit praktizierten Interventionsansätzen skizziert und diskutiert: hinsichtlich ihrer Reichweiten und Grenzen, bezogen auf ihre pflegepraktischen Einsatzmöglichkeiten bei demenziell erkrankten Menschen.

Kapitel 3 widmet sich zunächst der historischen Einordnung und Definition der tiergestützten Therapie. Darauf aufbauend werden verschiedene theoretische Erklärungsmodelle vorgestellt, die sich speziell mit der Mensch-Tier-Beziehung befassen. Das hieraus resultierende Wirkungsgefüge wird exemplarisch anhand des häuslichen, des institutionellen und des therapeutischen Kontextes vorgestellt. Im Folgenden werden die präventiven und gesundheitsförderlichen Wirkungen von Tieren herausgearbeitet, um dann die besondere Bedeutung von Tieren für demenziell Erkrankte zu entwickeln. Unter Beachtung der individuellen Bedürfnisse von Demenzkranken werden die Besonderheiten in der Beziehungsgestaltung zu Tieren dargestellt. Am Schluss steht ein Vergleich mit den bereits vorgestellten Therapieformen und den möglichen Potenzialen tiergestützter Interventionen bei demenziell erkrankten Menschen.

Diese Auseinandersetzung wird im **zweiten Teil** wissenschaftlich fundiert. Kapitel 4 verdeutlicht die evidenzbasierte Bedeutung der tiergestützten Interventionen anhand von ausgewählten internationalen Studien der vergangenen 30 Jahre. Die Studien werden schematisch vorgestellt, kritisch ausgewertet und abschließend diskutiert.

Der **dritte Teil** befasst sich mit der praktischen Anwendung der gewonnenen Erkenntnisse. Hier wird die Relevanz der Mensch-Tier-Beziehung für die Bereiche der praktischen Arbeit mit demenziell Erkrankten, die pflegepädagogische Praxis und Pflegewissenschaft herausgearbeitet. Abschließende Hinweise und die Darstellung der Grenzen tiergestützter Interventionen vervollständigen den praktischen Teil. Das 6. Kapitel fasst die Erkenntnisse und Schlussfolgerungen noch einmal zusammen und überprüft diese in Bezug auf die Arbeitshypothese.

Die Grundlage dieser Literaturarbeit[1] bildet eine umfassende Datenbankrecherche in einschlägigen pflegerelevanten Datenbanken wie DIMDI, Medline, Cocrain, PSYNDEXplus und PubMed. Die Veröffentlichungen von *Greiffenhagen, Otterstedt, Bergler, Olbrich, Bauer, Gäng* und *Turner* gelten auf dem Gebiet der Mensch-Tier-Beziehung als Standardwerke und wurden entsprechend berücksichtigt. Gleichzeitig wurden zahlreiche Publikationen des Kuratoriums Deutsche Altenhilfe einbezogen. Veröffentlichungen des Robert Koch-Institutes, der Bundeszentrale für Gesundheitliche Aufklärung sowie einschlägige Fachbücher und -zeitschriften bilden die Basis der pflegewissenschaftlichen Perspektive. Eine kontinuierliche, themenbezogene Internetrecherche unterstützt den Überblick zum Entwicklungsstand in Deutschland.

---

[1] Eine komplette Auflistung der verwendeten Literatur befindet sich im Literaturverzeichnis.

2 Demenz

Die Versorgung und Betreuung von Demenzerkrankten stellt eine gesellschaftliche und volkswirtschaftliche Herausforderung dar. Gegenwärtig bildet die Gruppe der demenziell Erkrankten bereits über die Hälfte der Pflegeheimbewohner (vgl. *Weyerer* 2005).

Auf Grund steigender Prävalenzraten wurde in der Wissenschaft in den vergangenen Jahren verstärkt zum Thema Demenz gearbeitet. In Deutschland befassen sich 124 Forscher mit dieser Thematik und den Schwerpunkten Grundlagenforschung, Diagnostik und Therapie. Im Vordergrund stehen hierbei medizinische, medikamentöse Verfahren zur Behandlung der Demenz. Lediglich drei Wissenschaftler forschen hierzulande im Bereich der Versorgung (vgl. *Weyerer* 2005). Die Forschungslandschaft ist auf dem Gebiet der Betreuung von demenziell Erkrankten jenseits medikamentöser Therapieformen aber noch weitgehend unterentwickelt.

Im Folgenden wird das Krankheitsbild der Demenz hinsichtlich seiner begrifflichen Einordnung, Definition, Klassifikation, Symptomatik und Diagnostik sowie seiner Epidemiologie und Ätiologie im Überblick dargestellt. Außerdem werden medikamentöse Therapiemöglichkeiten und -grenzen vorgestellt, um im Anschluss daran die theoretischen Modelle nicht medikamentöser Therapien sowie konkrete pflegerelevante Interventionsansätze zu skizzieren sowie hinsichtlich ihrer Wirksamkeit und Reichweite kritisch zu evaluieren. Eine abschließende Betrachtung zeigt die derzeitigen Grenzen im Umgang und bei der Betreuung demenziell erkrankter Menschen nochmals auf und bildet die Überleitung zur Arbeitshypothese und den folgenden Kapiteln.

2.1 Definition, Klassifikation, Symptomatik und Diagnostik demenzieller Erkrankungen

Der Begriff »Demenz« entstammt dem lateinischen Wort »dementia« und bedeutet »ohne Geist«, »ohne Verstand sein« (vgl. *Popp* 1999). Umgangssprachlich drückt sich diese rein defizitäre und degradierende Sichtweise auf demenziell erkrankte Menschen in drastischer Weise über Bezeichnungen wie »Geistesschwache«, »Altersverwirrte«, »Senile«, »Altersschwachsinnige« etc. aus (vgl. *Kitwood* 2004; *Schmitz-Dowidat* 1999). Diese und ähnliche Bezeichnungen werten den betroffenen Menschen ab, indem sie ihn entpersonalisieren und kategorisieren (ebd.).

Nicht nur im alltäglichen Sprachgebrauch, sondern auch in populärwissenschaftlichen Abhandlungen zum Krankheitsbild Demenz existieren je nach Sichtweise unterschiedliche Bezeichnungen: »Hirnleistungsstörungen«, »hirnorganisches Psychosyndrom«, »zerebrovaskuläre Insuffizienz«, »psychoorganisches Syndrom« oder »Zerebralsklerose« (vgl. *Faust* 1999). In der Fachliteratur hat sich der Begriff »Demenz« durchgesetzt. Die Bezeichnung Demenz ist dabei eine syndromatische Operationalisierung, die noch keine spezifische Ursache oder Prognose impliziert (vgl. *Stoppe* 2003. In: *Coester* 2004).[2]

Demenz wird den psychiatrischen Störungen zugeordnet. Die derzeit verwendeten klinischen Diagnoseinstrumente – DSM-IV[3] und ICD-10[4] – beschreiben als wesentliches Merkmal einer Demenz die Abnahme multipler kognitiver Funktionen, in deren Folge es zur Beeinträchtigung der selbstständigen Bewältigung beruflicher und/oder alltäglicher Anforderungen kommt. Darüber hinaus listet die ICD-10 affektive Symptome und Verhaltensauffälligkeiten sowie eine Beeinträchtigungsdauer auf die Aktivitäten des täglichen Lebens von mindestens sechs Monaten auf (vgl. *Wagner* 2002; *Popp* 1999).

Tabelle 1: Klinische Diagnosekriterien des demenziellen Syndroms nach ICD-10 und DSM-IV (*Wagner* 2002:20).

	ICD-10	DSM-IV
Kognitive Defizite	Beeinträchtigung vieler höherer kortikaler Funktionen einschließlich Gedächtnis, Denken, Orientierung, Auffassung, Rechnen, Lernfähigkeit, Sprache und Urteilsvermögen	A. multiple kognitive Defizite B. (1) Gedächtnisstörung (Erinnern und Neulernen) C. (2) zusätzlich mindestens eines der Folgenden: Aphasie, Apraxie, Agnosie, gestörte Exekutivfunktionen
Ausprägung	Beeinträchtigung in den persönlichen Aktivitäten des täglichen Lebens wie Waschen, Ankleiden, Essen, persönliche Hygiene	B. signifikante Beeinträchtigung in sozialen und beruflichen Aktivitäten, signifikante Verschlechterung des früheren Leistungsniveaus
Psychische Symptome	Verschlechterung der emotionalen Kontrolle, des Sozialverhaltens oder der Motivation	
Bewusstsein	bewusstseinsklar	D. Defizite treten nicht ausschließlich im Verlauf eines Delirs auf
Verlauft	chronisch oder fortschreitend, Dauer der Symptomatik mindestens 6 Monate	
Differential-diagnose	depressive Störung Delir Intelligenzminderung kognitive Schwäche aufgrund schwer gestörter sozialer Bedingungen iatrogene psychische Störungen	Delir amnestische Störung Intoxikation, Entzug geistige Behinderung Schizophrenie Major Depression Simulation, vorgetäuschte Störung gesunder Alterungsprozess

---

[2] Im Verlauf der Arbeit wird die Bezeichnung Demenz bzw. demenzielle Erkrankung synonym für die verschiedenen Demenzformen verwendet.
[3] Diagnostisches und Statistisches Manual Psychischer Störungen
[4] Internationale Klassifikation psychischer Störungen

Die klinischen Diagnosekriterien des demenziellen Syndroms nach ICD-10 und DSM-IV finden sich in Tabelle 1.[5]

Im Einzelnen definiert **ICD-10** Demenz als *»ein Syndrom als Folge einer meist chronischen oder fortschreitenden Krankheit des Gehirns mit Störungen vieler kortikaler Funktionen, einschließlich Gedächtnis, Denken, Orientierung, Auffassung, Rechnen, Lernfähigkeit, Sprache und Urteilsvermögen. Das Bewusstsein ist nicht getrübt. Die kognitiven Beeinträchtigungen werden gewöhnlich von Veränderungen der emotionalen Kontrolle, des Sozialverhaltens oder der Motivation begleitet, gelegentlich treten diese auch eher auf. Dieses Syndrom kommt bei der Alzheimer Krankheit, bei zerebrovaskulären Störungen und bei anderen Zustandsbildern vor, die primär oder sekundär das Gehirn betreffen«* (Witten/Herdecke 2005).

Während die ICD-10-Definition Demenz als einen fortschreitenden oder irreversiblen Verlauf beschreibt, hält die DSM-IV-Definition die Prognose offen, so dass reversible Verläufe mit eingeschlossen werden. Der Begriff Demenz ist hier wesentlich weiter gefasst und wird so der Vielgestaltigkeit der Demenz eher gerecht. Laut **DSM-IV** ist das Hauptkennzeichen einer Demenz *»die Entwicklung multipler kognitiver Defizite, wobei eine Gedächtnisstörung und mindestens eine der folgenden kognitiven Einbußen vorhanden sein müssen: Aphasie[6], Apraxie[7], [Agnosie[8]] oder eine Beeinträchtigung der Exekutivfunktion[9]. Die kognitiven Defizite müssen eine Verschlechterung gegenüber einem vormals höheren Leistungsniveau darstellen.«* (*Pietsch* 2004:3 [Anm. d. d.Verf.]).

Da Demenz ein Krankheitsbild unterschiedlichster Genese ist, müssen die Demenzformen nach verschiedenen Gesichtspunkten klassifiziert werden. Eine Möglichkeit ist die **Klassifikation** nach der **Lokalisation** der Schädigung betroffener Gehirnstrukturen in **kortikale** und **subkortikale Demenz**.

---

[5] Trotz großer Übereinstimmung der beiden Diagnoseinstrumente sind sie nicht ohne weiteres aufeinander übertragbar. Die Canadian Study of Health and Aging, die die Diagnose Demenz und ihre Differenzialdiagnosen über die verschiedenen Instrumente verglich, identifizierte bei Anwendung der DSM-IV Kriterien deutlich mehr Demenzfälle. Dies betraf vorwiegend Demenz im Anfangsstadium. Darüber hinaus erhielten nicht alle, bei denen nach ICD-10 eine Demenz diagnostiziert wurde, diese Diagnose auch bei DSM-IV (vgl. *Wagner* 2002). Das macht deutlich, wie schwer die Diagnosestellung im Einzelfall, insbesondere im Anfangsstadium, sein kann.

[6] Störung beim Benennen von Objekten und Personen, Störungen der Spontansprache (bezogen auf Phonologie und Semantik), des Sprachverständnisses und des Nachsprechens (vgl. *Piesbergen* 2005)

[7] Beeinträchtigung der Ausführung motorischer Fähigkeiten und damit Ungeschicklichkeit im Umgang mit Alltagsaufgaben (vgl. *Schröder* 2003. In: *Coester* 2004)

[8] Agnosie bezeichnet die Unfähigkeit, wahrgenommene Gegenstände, Gesichter etc. richtig zuzuordnen und zu erkennen (vgl. *Schröder* 2003. In: *Coester* 2004).

[9] Beeinträchtigung der handlungsassoziierten Fähigkeiten wie z. B. abstraktes Denken, Antrieb, Handlungsplanung, Weiter- und Ausführung von Handlungen, Aufmerksamkeit, Flexibilität (vgl. *Piesbergen* 2005)

Mit **kortikalen Demenzen** sind Störungen der höheren kognitiven Funktionen wie Aphasie, Amnesie[10] und Apraxie verbunden (vgl. *Wagner* 2002). **Subkortikale Demenzen** werden hauptsächlich durch Schädigungen des Thalamus, der Stammganglien und des Hirnstamms verursacht und führen zu Störungen der Motivation, der Aufmerksamkeit, der Geschwindigkeit, Informationen zu verarbeiten, der Gedächtnisleistung, der Wachheit, der Affekt- und Impulskontrolle (vgl. *Re* 2003; *Wagner* 2002). Diese Einteilung wird kontrovers diskutiert, da beispielsweise bei der Demenz vom Alzheimer Typ, die als typische kortikale Demenz gilt, auch subkortikale Neuronensysteme betroffen sind.

Eine andere häufige **Klassifikation** ist die Unterteilung nach dem **Wirkungsort** der pathologischen Prozesse in **primäre** und **sekundäre Demenzen** (siehe Tabelle 2). Bei **primären Demenzen** spielen sich die krankhaften Prozesse direkt im Gehirn ab und bleiben überwiegend oder ausschließlich auf das Gehirn beschränkt (ebd.). Sie sind gekennzeichnet durch irreversible fortschreitende kognitive Funktionsverluste mit meist schleichendem Beginn. Ein typisches Beispiel für primäre Demenz ist die Demenz vom Alzheimer Typ oder Morbus Pick. Ist die somatische Ursache extra-zerebral lokalisiert und betrifft sie erst im Verlauf des Krankheitsgeschehens das Gehirn, handelt es sich um eine **sekundäre Demenz** (ebd.). Zu dieser Gruppe gehören auch die reversiblen Demenzformen, wie z. B. die vaskulär bedingten Formen, die zudem eine eigene Gruppe bilden. Die Ursache hierfür können die unterschiedlichsten Gefäßerkrankungen sein.

Die Kriterien der ICD-10 und DSM-IV folgen einer ätiologischen Klassifikation, d. h. sie unterscheiden nach der Grunderkrankung, die das demenzielle Syndrom hervorrufen (ebd.) In der ICD-10 unterscheidet man folgende Hauptkategorien: »*Demenz vom Alzheimer Typ (F00), Vaskuläre Demenz (F01), Demenz bei andernorts klassifizierten Krankheiten (F02, umfasst z. B. Morbus Pick, Creutzfeld-Jacob-Krankheit, Huntington-Krankheit), nicht näher bezeichnete Demenz (F03) und Alkoholbedingte Demenz (F10.73)*« (Re 2003, 11).

Darüber hinaus schlägt die ICD-10 eine dreistufige Schweregradeinteilung demenzieller Syndrome in leichte, mittelgradige und schwere Demenz, vor. (ebd.). In deren Verlauf verstärkt sich die Symptomatik, so dass die Alltagskompetenz[11] abnimmt und die Pflegebedürftigkeit steigt.

Die Krankheitszeichen einer Demenz werden meist in **kognitive** und **nichtkognitive Symptomatik** unterschieden (vgl. *Schröder* 2003; *Wächtler* 2002. In: *Coester* 2004). Tabelle 3 zeigt kognitive und nichtkognitive Symptome in Abhängigkeit des Schweregrades.[12]

---

[10] zeitliche oder inhaltliche Beeinträchtigung der Erinnerung (vgl. *Pschyrembel* 1994)

[11] alltägliche Handlungsfähigkeit, um ein selbstständiges und sinnerfülltes Leben führen zu können (vgl. *Kruse* 1992)

[12] Es bleibt festzuhalten, dass es nicht »die/den« Demenzkranke(n) bzw. »den« Krankheitsverlauf gibt. In der Literatur existierende Schemata zeigen die allgemeinen Charakteristika der Erkrankung und des Verlaufs. Sie sind hilfreich, um eine grobe Einteilung der Erkrankung vorzunehmen. Es muss dennoch die Individualität eines jeden Menschen, auch in seiner Krankheit und seinem Krankheitsverlauf, berücksichtigt werden.

Tabelle 2: Klassifikation ausgewählter Demenzformen (*Wagner* 2002:22).

Primär degenerative demenzielle Erkrankungen	
Frontal beginnende kortikale Hirnatrophien • Picksche Erkrankung • Frontallappendegeneration vom Non-Alzheimer Typ • Motoneuronenerkrankungen mit Demenz • progressive non-fluent Aphasie • semantische Demenz • u. a. seltene Formen Überwiegend temporoparietale Dominanz: • AD • Down Syndrom mit AD	Überwiegend subkortikale Prädominanz: • Demenz bei Chorea Huntington • Demenz bei Morbus parkinson • progressive supranukläre Paralyse • Multisystematrophien • u. a. selten Formen Andere Typen: Parkinsonismus mit Demenz Lewy-Körperchen Demenz

Sekundäre demenzielle Erkrankungen	
Infektiös-entzündlich-immunologisch: • HIV-Demenz • Herpes simplex • Neurosyphilis • andere Infektionen • postenzephalitisch • Multiple Sklerose Hydrozephalus Hirntumor und andere raumfordernde Prozesse Physikalische Einwirkungen: • Schädelhirntrauma • subdurales Hämatom • strahleninduziert • Dementia Pugilistica	Prionerkrankungen: • Creutzfeldt-Jacob-Erkrankung • Gerstmann-Sträussler-Scheinker Syndrom • Kuru • fatale familiäre Insomie Demenz infolge einer Epilepsie Intoxikationen: • Alkohol • Drogen • Medikation • Schwermetalle Metabolische Störungen: • Schilddrüsenerkrankungen • Cushing Syndrom • Morbus Addison • Lebererkrankungen • Nierenerkrankungen • andere Erkrankungen

Vaskuläre demenzielle Erkrankungen	
Demenz nach Makroangiopathie Strategisch lokalisierte Infarkte mit Demenz Subkortikale *Small vessel* Demenz • Status lacunaris • Binswangersche Erkrankung	Ischämische hypoxische Demenz Demenz vom gemischten Typ Andere Erkrankungen, die mit vaskulärer Demenz einhergehen

Kombinationen verschiedener demenzieller Störungen	

Tabelle 3: Kognitive und nichtkognitive Symptomatik des demenziellen Syndroms in Abhängigkeit des Schweregrades (modifiziert nach *Wächtler* 2003. In: *Hauser* 2005:21f).

Schweregrad (nach ICD-10)	Störungs-bereich	Symptome, Ausmaß der Beeinträchtigung
Leichte kognitive Beeinträchtigung, beginnende Demenz		Subjektive Klagen über Gedächtnisstörung. Keine objektiven Leistungseinbußen. Depressive Symptome können auftreten. Kein Einfluss auf Haushalt, Beruf und soziales Leben.
Leicht	Kognitiv	Abnahme von Gedächtnis, Denkvermögen und Informations-verarbeitung. Das Lernen neuer Informationen ist erschwert. Wortfindungs- und Benennungsstörungen.
	Alltag	Das alltägliche Leben ist beeinträchtigt, komplizierte Aufgaben können nicht mehr erfüllt werden. Eine Selbstversorgung ist noch möglich.
	Nichtkognitiv	Gelegentlich emotional gereizt/weniger belastbar. Angst und Depression können auftreten.
Mittel	Kognitiv	Neue Informationen werden nur gelegentlich und sehr kurz behalten. Wichtige Dinge des täglichen Lebens werden vergessen (Adressen, Telefonnummern, Namen von Angehörigen). Ausgeprägte räumliche Orientierungsstörung. Die Sprache enthält Floskeln und wird inhaltsarm.
	Alltag	Stark eingeschränkte Selbstversorgung. Nur noch einfache Tätigkeiten möglich.
	Nichtkognitiv	Unruhe. Umkehr des Tag-Nacht-Rhythmus, Weglaufen, Angst, Aggression. Wahnhafte Überzeugungen (bestohlen und betrogen werden), Harninkontinenz möglich.
Schwer	Kognitiv	Nur noch Fragmente von früher Gelerntem. Neue Informationen werden nicht behalten / Verwandte nicht erkannt. Kein Erfassen des Wesentlichen / kritisches Denken mehr möglich. Räumliche Orientierung aufgehoben. Zunehmender Verlust der Sprachfähigkeit.
	Alltag	Körperpflege wird nicht mehr geleistet. Vollständig von Betreuung abhängig.
	Nichtkognitiv	Im späten Verlauf: körperliche Störungen (Geh-, Schluckstörung, Inkontinenz). Bettlägerigkeit kann eintreten. Unruhe, Umkehr Tag-Nacht-Rhythmus häufig. Enthemmung z. B. übermäßige Nahrungsaufnahme möglich.

Die vielfältige Symptomatik des demenziellen Syndroms und die verschiedenen Ursachen stellen eine große Herausforderung für eine sichere **Diagnose** dar. Darüber
hinaus ist es schwierig, altersübliche kognitive Veränderungen oder auch Depression
von einer Demenz zu unterscheiden (vgl. *Weyerer* 2005). Daher muss die Diagnostik
und Differentialdiagnostik der verschiedenen Demenzformen untereinander und zu
ihren Störungsbildern, die mit ähnlichen kognitiven und nichtkognitiven Störungen
einhergehen, sehr umfangreich sein. *Weyerer* äußerte sich im Gesundheitsbericht des
Bundes (2005) darüber, dass für die Diagnostik einer Demenz eine gezielte Anamne-

seerhebung, sowohl durch die betroffene Person als auch deren Angehörigen, mit Fragen zur Gedächtnisleistung, Orientierung, Bewältigung der Alltagsaktivitäten, früherem Leistungsniveau und nichtkognitiven Symptomatiken wie Depression, wichtig ist. Darüber hinaus empfiehlt es sich, körperliche und neurologische Untersuchungen zur Erhebung des psychopathologischen Befundes zu erheben, ebenso wie Leistungstest, die die kognitiven Leistungen überprüfen (z. B. der Mini-Mental-Status-Test). Bildgebende und elektrophysiologische Verfahren zur Funktionsdiagnostik sowie Blutuntersuchungen gehören ebenfalls zur exakten Diagnostik (ebd.).

Je umfassender und genauer die Diagnosestellung geschieht, desto höher ist die Wahrscheinlichkeit, dass Interventionen auf die jeweilige Person abgestimmt werden können.

2.2 Epidemiologie und Ätiologie demenzieller Erkrankungen

Demenzielle Erkrankungen sind eine der häufigsten psychiatrischen Erkrankungen im Alter. Schätzungen gehen davon aus, dass in Deutschland – bezogen auf die 65-Jährigen und Älteren – etwa eine Million Menschen mit Demenz leben. Leichte, mittelschwere und schwere Stadien der Demenz stehen dabei in einem Verhältnis von 3:4:3 (vgl. *Bickel* 2005. In: *Weyerer* 2005).

Die **Prävalenz**[13] steigt mit zunehmendem Alter exponentiell an. Sie liegt bei den 65-bis 69-Jährigen bei ca. 1,2 % und verdoppelt sich etwa alle fünf Lebensjahre. Bei den 90-Jährigen und Älteren steigt sie auf über 30 % an (vgl. *Bickel* 2002. In: *Hauser* 2005). Tabelle 4 zeigt die Prävalenzraten und die Zahl der Erkrankten in Deutschland.[14]

Tabelle 4: Prävalenzrate und Zahl der Erkrankten in Deutschland nach Alter (modifiziert nach *Bickel* 2001:109. In: *Hauser* 2005:10).

Altersgruppe	Mittlere Prävalenzrate (%)	Schätzung der Krankenzahl (in 1.000)
65–69	1,2	49,6
70–74	2,8	94,6
75–79	6,0	136,1
80–84	13,3	224,7
85–89	23,9	252,8
90 +	34,6	141,7
Insgesamt	7,22	928,4

---

[13] Anzahl der Krankheitsfälle zu einem bestimmten Zeitpunkt (vgl. *Hauser* 2005)

[14] Allgemein muss festgehalten werden, dass Daten über den Krankheitsbestand der Demenz häufig widersprüchlich sind. Dies ist darauf zurückzuführen, dass es speziell für das frühe Stadium der Demenz nur wenig verlässliche Daten gibt. Oft liegen unterschiedliche Ein- und Ausschlusskriterien zu Grunde. *Bickel* hat daher die Krankheitsraten auf der Grundlage mehrerer Meta-Analysen auf die Altersstruktur Deutschlands übertragen (vgl. *Hauser* 2005).

Forscher gehen davon aus, dass die Zahl der demenziellen Erkrankungen in Deutschland wegen der demografischen Entwicklung ansteigen wird. *Bickel* vertritt die Meinung, dass sich die Zahl bis zum Jahr 2050 mehr als verdoppelt haben wird (ebd.). Vor diesem Hintergrund gewinnt die Betreuung, Begleitung und Pflege demenziell erkrankter Menschen erheblich an Bedeutung. Des Weiteren wurde festgestellt, dass die Prävalenz demenzieller Erkrankungen bei Frauen, insbesondere bei Demenz vom Alzheimer Typ, wesentlich höher liegt. Begründet wird dies mit der höheren Lebenserwartung von Frauen. Auch scheinen Frauen mit einer Demenz länger zu überleben als demenziell erkrankte Männer, was wiederum zu einer Erhöhung der Prävalenz beiträgt[15] (vgl. *Weyerer* 2005).

Die **Inzidenzrate**[16] der Demenz liegt im Durchschnitt jährlich bei 20.0000 Menschen (vgl. *Bickel* 2002. In: *Hauser* 2005). Die häufigste Demenzform, mit etwa 60 %, ist nach klinischen und epidemiologischen Untersuchungen die Demenz vom Alzheimer Typ. An zweiter Stelle stehen die vaskuläre Demenz und Mischformen der vaskulären und der Demenz vom Alzheimer Typ. Ihr Anteil liegt bei etwa 15 bis 30 %. Andere Demenzarten machen insgesamt einen Anteil von 15 % aus (vgl. *Bickel* 2001. In: *Coester* 2004). Im Folgenden werden die beiden häufigsten Demenzformen, bezogen auf ihre Ätiologie, näher beschrieben.

2.2.1 Demenz vom Alzheimer Typ

Die **Ätiologie** der Demenz vom Alzheimer Typ ist, bis auf wenige genetisch bestimmte Formen, im Wesentlichen noch unbekannt. Es kommt zu morphologischen und funktionellen Veränderungen im Gehirn. Makroskopisch zeigt sich dies in einer Reduktion des Gehirngewichts und einer Volumenminderung des Gehirns.

Mikroskopische Veränderungen sind unter anderem die Bildung von senilen und diffusen Plaques, die Entstehung von Alzheimer-Neurofibrillen, eine neuronale Degeneration und Neuronenverlust, ein veränderter Neurotransmitter-Stoffwechsel und eine Abnahme der Synapsendichte (vgl. *Wagner* 2002). Dennoch sind nicht alle funktionalen Systeme des Gehirns in gleichem Maße betroffen. Die primär sensorischen und sensomotorischen Areale des Gehirns bleiben lange unbeeinträchtigt (vgl. *Spar, LaRue* 1997. In: *Wagner* 2002). Die exakte Pathogenese ist jedoch noch unklar. Die Entwicklung der Demenz vom Alzheimer Typ ist meist schleichend und schreitet chronisch fort. Je nach Krankheitsbeginn wird sie in die präsenile[17] und die senile[18] Form unterteilt. Wird die Demenz vor dem 65. Lebensjahr diagnostiziert, ist ihr Verlauf meist beschleunigt (vgl. *Coester* 2004).

---

[15] Die genauen Ursachen der längeren Überlebensdauer von Frauen gegenüber Männern sind bisher noch nicht sicher beantwortet.

[16] Rate der Neuerkrankungen pro Jahr (vgl. *Hauser* 2005)

[17] Die Demenz beginnt vor dem 65. Lebensjahr. Diese Daten sind jedoch sehr unsicher. Die Anzahl der Erkrankten liegt bei den 30- bis 59-Jährigen bei etwa 0,1 %, bei den 55- bis 64-Jährigen bei 0,4 % (vgl. *Ott* et al. 1995; *Hofman* et al. 1991. In: *Weyerer* 2005).

[18] Beginn der Erkrankung nach dem 65. Lebensjahr (ebd.)

2.2.2 Die vaskuläre Demenz

Die vaskuläre Demenz resultiert aus einem Hirninfarkt aufgrund von Blutgefäßveränderungen, einschließlich zerebrovaskulärer Hypertonie. Meist führen mehrere transitorisch-ischämische Attacken[19], selten ein einziger Schlaganfall, zur Symptomatik (ebd.). Eine kausale Beziehung zwischen dem Auftreten einer Demenz und zerebrovaskulärer Schädigung ist derzeit noch nicht vollends geklärt, da eine demenzielle Symptomatik einer zerebrovaskulären Läsion vorausgehen, oder sich zusätzlich zu ihr entwickeln kann. Häufig besteht im höheren Lebensalter diese Komorbidität von Alzheimerpathologie und vaskulärer Pathologie.

Die Symptome bei einer Demenz des vaskulären Typs treten meist plötzlich auf, die Verschlechterung verläuft stufenartig (vgl. *Wagner* 2002). Eine Vorbeugung der vaskulären Demenz ist durch die Beeinflussung und Therapie von Risikofaktoren eines Schlaganfalls bzw. anderer vaskulärer Veränderungen, vor allem der Hypertonie, aber auch der Hypercholesterinämie, des Nikotinabusus, Alkoholmissbrauchs oder Diabetes mellitus bedingt möglich.

Letztlich stellt das Alter den wichtigsten Risikofaktor für die Prävalenz und Inzidenz einer Demenzerkrankung dar (ebd.). Die Mortalitätsrate mit Demenz steigt um das zwei- bis fünffache, verglichen mit der altersgleichen Bevölkerung. Die durchschnittliche Krankheitsdauer beträgt für die Demenz vom Alzheimer Typ zwischen 4,7 und 8,1 Jahren und ca. ein Jahr weniger für Demenzen des vaskulären Typs. Die Schwankungen ergeben sich aus dem oft unbekannten Zeitpunkt des Krankheitsanfangs, dem unterschiedlichen Lebensalter und zusätzlichen Erkrankungen der betroffenen Personen. Allgemein kann gesagt werden, dass sich die Lebenszeit mit höherem Alter und höherem Schweregrad der Demenz verkürzt (vgl. *Bickel* 2003. In: *Hauser* 2005).

2.3 Therapien bei Demenz

Die Versorgung und Betreuung von Menschen mit Demenz ist eine der größten fachlichen und versorgungspolitischen Herausforderungen der gegenwärtigen und vor allem der zukünftigen Gesundheits- und Pflegepolitik (vgl. *Klie* et al. 2005). Das Wissen um mögliche therapeutische Interventionen hat zwar in den letzten Jahren stark zugenommen, dennoch sind die meisten demenziellen Erkrankungen nicht oder nur eingeschränkt therapierbar (vgl. *Weyerer* 2005).

Die Behandlung der Demenz ruht auf zwei tragenden Säulen: (1) Der medikamentösen Therapie und (2) der nicht medikamentösen Interventionen. Bis heute ist es nicht möglich, die Demenz zu heilen. Daher liegen die Ziele aller therapeutischen Maßnahmen in der Linderung der Symptomatik und der Verzögerung des fortschreitenden degenerativen Prozesses, um den Betroffenen so lange wie möglich Lebensqualität und

---

[19] Stadium IIa zerebraler Durchblutungsstörung mit neurologischen Ausfällen, Rückbildung der Symptome innerhalb von 24 Stunden (vgl. *Pschyrembel* 1994)

Wohlbefinden zu erhalten. Wichtiges Kriterium für eine erfolgreiche Einflussnahme ist die frühzeitige und korrekte Diagnostik einer beginnenden demenziellen Entwicklung. Dies kann Therapieziele eröffnen, die zu späteren Zeitpunkten nicht mehr realistisch wären (vgl. *Peters* 2005).

Für die pharmakologische Behandlung der Demenz steht ein breites Spektrum an Präparaten zur Verfügung, die Verbesserungen im Bereich der Lebensqualität sowie der kognitiven Leistungsfähigkeit nachweisen konnten (vgl. Witten/Herdecke 2005). Unter günstigen Bedingungen wird eine Symptomverlangsamung von einem Jahr erreicht (vgl. *Weyerer* 2005). Welche Medikamente zum Einsatz kommen und wie sie ihre Wirkung entfalten, hängt wiederum stark von der Ätiologie der Demenz ab. Zum einen gibt es Medikamente, die das cholinerge System beeinflussen, indem sie die Konzentration des **Acetylcholin** regulieren. Acetylcholin ist ein Botenstoff, der für die Entwicklung von Gedächtnis- und Lernstörungen, Konzentrationsproblemen sowie Beeinträchtigungen im Schlaf-Wach-Rhythmus verantwortlich gemacht wird (ebd.). Medikamente, die das cholinerge System beeinflussen, gleichen den Mangel an Acetylcholin in der Hirnrinde aus, denn die Höhe des Defizits soll mit dem Schweregrad der Demenz korrelieren (ebd.).

Zum anderen gibt es die **Memantine**, die das Glutamat-System beeinflussen. Dem Glutamat-System kommt eine bedeutende Rolle bei der Entstehung von Gedächtnis zu: Glutamat ist der wichtigste erregende Neurotransmitter des Zentralnervensystems. 70 % aller Synapsen im cerebralen Cortex verwenden Glutamat als Neurotransmitter. Bei einem Teil demenzieller Erkrankungen kommt es zu einer chronischen Glutamatfreisetzung, die zu einer Degeneration von Nervenzellen führt. Memantine blockieren die Wirkung des freigesetzten Glutamats und verhindern so ein Fortschreiten der Degeneration (vgl. *Kornhuber* 1997).

Darüber hinaus existiert eine mittlerweile etwas ältere Gruppe von Medikamenten zur Behandlung von Hirnleistungsstörungen, die **Nootropika**. Deren Ziel ist die Verbesserung von höheren kortikalen Funktionen. Ihre Wirksamkeit wird nach neueren Erkenntnissen jedoch in Frage gestellt (vgl. *Weyerer* 2005).

Neben der medikamentösen Behandlung demenzieller Symptomatik können auch indirekte Folgen dieser Erkrankung, wie Depression, Angstzustände, wahnhafte Vorstellungen, Unruhen und Reizbarkeit, mit Medikamenten behandelt werden. Alle pharmakologischen Interventionen weisen jedoch Nebenwirkungen auf. Daher gilt es von Seiten der Ärzteschaft gründlich abzuwägen, in welchem Verhältnis die eingetretenen positiven Wirkungen zu den unerwünschten Auswirkungen, wie beispielsweise Schlaganfälle, Apathie, Müdigkeit oder Unruhe stehen.

Für dieses Buch ist der Bereich medikamentöser Therapieformen von untergeordneter Relevanz. Es ist Aufgabe der Mediziner, eine korrekte Diagnose zu stellen und gemeinsam mit dem Demenzerkrankten eine geeignete Therapie zu entwickeln. Angehörige und Pflegende haben in diesem Bereich nur wenig Gestaltungsspielräume.

Der Fokus dieses Buches liegt auf pflegerelevanten, nicht medikamentösen Therapieformen. Ausgangspunkt ist eine Pflege, die sich an den Bedürfnissen der Demenzkranken orientiert und somit positiven Einfluss auf deren Lebenssituation ausübt.

2.3.1 Theoretische Modelle von pflegerelevanten, nicht medikamentösen Interventionen bei demenziell erkrankten Menschen

Die hohe Relevanz der pflegerelevanten, nicht medikamentösen Interventionen in der Behandlung von Demenz ergibt sich aus der Kontinuität und Integration, mit der diese Ansätze auf den (Pflege-)Alltag ausgerichtet sind. Die Angehörigen bzw. professionell Pflegenden stehen dem demenziell Erkrankten täglich gegenüber. Damit werden sie in gleicher Art und Weise mit dem fortschreitenden degenerativen Prozess konfrontiert und von ihm herausgefordert.

In unterschiedlichsten Fachgebieten wurden Modelle entwickelt, die die jeweilige Sichtweise auf die Person und die Erkrankung widerspiegeln. Daraus ergibt sich eine begrenzte Reichweite der Modelle hinsichtlich der Betreuung demenziell Erkrankter. Allen gegenwärtig praktizierten Modellen liegt die Vorstellung zu Grunde, dass die Demenz eine nicht direkt behandelbare, kognitive und funktionale Einschränkung darstellt und somit eine große Herausforderung für die betreuende und pflegende Umgebung ist. Für die vorliegende Arbeit sind folgende vier Modelle bedeutsam:
1. Medizinisches Modell
2. Rehabilitations- bzw. Therapiemodell
3. Ökologisches Modell
4. Psychosoziales Modell (vgl. *Maas* 1994. In: *Radzey* 2001).

(1) Der Fokus des **medizinischen Modells** liegt auf pathologischen Aspekten und den daraus resultierenden biologischen Prozessen, die eine Demenz herbeiführen. Primäres Ziel ist die Heilung der Demenz durch die Beseitigung von Risikofaktoren und Prädiktoren. Darüber hinaus wird die Linderung der ursächlichen Symptomatik angestrebt und versucht, eine Verbesserung der kognitiven Leistungsfähigkeit zu erzielen. Aus diesem Modell abgeleitete therapeutische Interventionen orientieren sich überwiegend an den pathologischen Perspektiven und den diagnostizierten Defiziten. Die Interventionen konzentrieren sich hauptsächlich auf die körperliche Pflege und die medikamentöse Beherrschung der Demenzsymptome sowie der Verhaltensveränderungen (vgl. *Radzey* 2001).

(2) Das **Rehabilitations- bzw. Therapiemodell** beruht auf der Annahme, dass der demenzielle Abbau durch geeignete Trainingsmaßnahmen zumindest verlangsamt werden kann. Dabei handelt es sich um einen Betreuungsansatz, der durch Übungen und die gezielte Ansprache von Sinneswahrnehmungen zu deren Verarbeitung anregt und so zu einer Steigerung der kognitiven und funktionalen Leistung führen soll (vgl. *Buckwalter* 1990. In: *Radzey* 2001). Aus diesem Modell resultieren Interventionen in unterschiedlichsten Settings, z. B. aktivierende, bewegungs- und beschäftigungstherapeutische Maßnahmen, Ergotherapie sowie Kunst-, Musik- und Tanztherapie.

(3) **Ökologische Modelle** beruhen auf systemtheoretischen Ansätzen, die von einer ständigen Wechselbeziehung zwischen einer Person und ihrer Umgebung ausgehen. Beachtung finden das Erleben und Verhalten von Menschen im Kontext ihrer Umwelt. *Lawton* und *Nahemow* entwickelten 1973 das *»competence-press-model«*. Darin wird die positive Befindlichkeit einer Person als Effekt der Übereinstimmung zwischen den Anforderungen der Umwelt (»press«) und den spezifischen Kompetenzen des Individuums angesehen (vgl. *Pynoos, Regnier* 1991. In: ebd.). Die Idee dieses Modells folgt *Lawtons* 1980 formulierten *»docility«*-These, die besagt, dass Personen, wie z. B. demenziell Erkrankte, auf Grund ihrer nachlassenden Kompetenzen in außerordentlicher Weise durch Umwelteinflüsse beeinflussbar sind. Positiv bedeutet dies, dass die Umwelt im Sinne eines *»therapeutischen Milieus«* (*Radzey* 2001, zit.n. *Lawton* 1980) positive Auswirkungen auf das Befinden und Verhalten haben kann. Negativ betrachtet können ungünstige Umweltfaktoren Verhaltensauffälligkeiten noch verstärken (ebd.). Mit dem Kongruenz-Modell *»person-environment-interaction-model«* veränderte *Kahana* 1982 das Lawtonsche Konzept dahingehend, dass die Umwelt und ihre Qualitäten in Beziehung zu den persönlichen Bedürfnissen des Individuums gesetzt wurden. Stimmen diese beiden Aspekte überein, verhalten sie sich also kongruent zueinander, führt das zu Wohlbefinden. Die Umwelt wird dabei über die physischen Aspekte hinaus auf die soziale Umgebung erweitert (ebd.). Ziel ökologischer Modelle ist es, positive, gesunde Verhaltensweisen der demenziell Erkrankten zu fördern, um ihnen die Orientierung in der Umgebung zu erleichtern. Dies soll einhergehen mit individuell an den emotionalen und kognitiven Fähigkeiten der Betroffenen orientierten Modifikationen von Umgebungsaspekten (vgl. *Maas* 1994. In: ebd.).

(4) Im **psychosozialen Modell** wird die Bedeutung des sozialen Umgangs und der sozialen Beziehungen der Betroffenen betont (vgl. *Kitwood* 2004). Von der These ausgehend, dass sich der Verstand aufgrund sozialer Beziehungen entwickelt, steht nicht die Demenz, sondern die Person im Vordergrund. Diesem Modell liegt die Vorstellung zu Grunde, dass die Demenz ein Teil des Lebenszyklus einer Person ist und deshalb als etwas gesehen werden muss, was einem Individuum widerfährt und Auswirkungen auf das soziale Umfeld hat (vgl. *Gilleard* 1992. In: ebd.). Im Rahmen der psychosozialen Forschung liegt der Fokus damit auf der Situation der Betroffenen, ihren sozialen Beziehungen und den daraus resultierenden Problemfeldern. Im Mittelpunkt stehen individuelle Lebensqualitäten, die sich aus der Berücksichtigung spezifischer Bedürfnisse und Interessen, der Würde und dem Recht auf Selbstverwirklichung ergeben (vgl. *Sloane, Mathew* 1991. In: ebd.). Wird diese Sichtweise die Basis für die Ausübung von Aktivitäten, kann davon ausgegangen werden, dass es zu einer Maximierung der funktionalen Fähigkeiten der demenziell Erkrankten führen kann. Zentrale Elemente aktivierender Handlungen für Betroffene sollen Erfahrungen von Unabhängigkeit und sozialer Aktivität beinhalten (ebd.).

Bei allen genannten Modellen lassen sich trotz ihrer Heterogenität grundlegende Zielsetzungen erkennen:
• Verbesserung der kognitiven Leistungsfähigkeit und die Erhaltung der damit verbundenen Kompetenzen
• Abbau problematischer Verhaltensweisen demenziell erkrankter Personen
• Förderung der Lebenszufriedenheit und Erhaltung von Lebensqualität (ebd.)

Demenz ist ein Grund für Pflegebedürftigkeit im Alter und führt im fortgeschrittenen Stadium in bis zu 90 % der Fälle zu Verhaltensauffälligkeiten (vgl. *Wettstein* 2004). Die Versorgung demenziell Erkrankter erfolgt überwiegend durch pflegende Angehörige und wird im weiteren Verlauf der Erkrankung zunehmend von professionell Pflegenden übernommen. Perspektivisch wird damit die ansteigende pflegerische Relevanz deutlich und vorliegende Prognosen zu Demografie und Prävalenz unterstreichen die bevorstehenden Herausforderungen für die stationäre Altenhilfe. Die Demenz ist zum gegenwärtigen Zeitpunkt nicht heilbar. Es liegen jedoch Erkenntnisse vor, dass sie in ihrem Verlauf und im Schweregrad beeinflussbar ist (vgl. *Pick* et al. 2004).

2.3.2 Pflegerelevante, nicht medikamentöse Therapiekonzepte für demenziell erkrankte Menschen

Im Folgenden werden ausgewählte pflegerelevante Therapiekonzepte bzw. Interventionen wie das Realitäts-Orientierungs-Training (ROT), die Reminiszenztherapie/Biografiearbeit und die Validation nach *Feil* und *Richard* kurz skizziert und auf ihre Wirkung hin kritisch überprüft.

2.3.2.1 Realitäts-Orientierungs-Training (ROT)

Eines der ersten therapeutischen Verfahren zur Versorgung und Betreuung von demenziell Erkrankten und verwirrten Personen, das Realitäts-Orientierungs-Training (ROT), wurde in den 1960er Jahren von dem amerikanischen Psychiater *Folsom* entwickelt. Seither wurde es ständig weiterentwickelt und ist das am häufigsten in der Aktivierung demenziell Erkrankter angewendete Verfahren (vgl. *Stuhlmann* 2004; *Förstl* 2003).

Folsoms ROT stellt zunächst eine praktikable und leicht zu erlernende Umsetzung des ökologischen Modells dar. Die Idee der Beeinflussbarkeit des Demenzverlaufs durch Umweltfaktoren wurde vor dem Hintergrund der »*docility*«-These Lawtons[20] zu einem speziellen Verfahren zur gezielten Förderung der zeitlichen, örtlichen und personellen Orientierung von Betroffenen weiterentwickelt. Das Ziel ist, verloren gegangene Bezüge und Informationen zur Wirklichkeit zu vermitteln, um so Sicherheit und Orientierung zu erzeugen (vgl. *Fischer, Schwarz* 1999). Methodisch lassen sich drei Komponenten identifizieren:
1. Tägliche Gruppensitzungen zur Wiederholung und Einübung basaler Orientierungsformen
2. 24-Stunden-ROT, vor allem in stationären Einrichtungen, durch die permanente Vermittlung von Realitätsreizen (optisch, akustisch, olfaktorisch)
3. Klar strukturierter Tagesablauf, vorgegeben durch reschultes, qualifiziertes Personal (vgl. *Wächtershäuser* 2002).

---

[20] s. »ökologisches Modell«, Kap. 2.3.1

Trainingserfolge sollen zur Verbesserung des Gedächtnisses und der verbalen Orientierung beitragen. Außerdem soll die persönliche Identität erhalten bleiben, um mittels Kommunikation soziale Bindungen zu verstärken.

2.3.2.2 Reminiszenztherapie/Biografiearbeit (REM)

Die Biografie ist ein essenzieller Bestandteil der eigenen Identität. Damit stellt das Wissen um die Biografie eines demenziell erkrankten Menschen einen Fundus dar, aus dem in der individuellen Betreuung und Pflege geschöpft werden kann. Die Erinnerungen im Langzeitgedächtnis sind eine Ressource, die trotz des fortschreitenden Verlaufes der Erkrankung noch relativ lange intakt bleibt (vgl. *Kitwood* 2004). Der typische Rückzug der Betroffenen in ihre eigene – meist in der Vergangenheit – liegende Realität führt zu Einschränkungen und Störungen in der Kommunikation. *»Es scheint, als böten Erinnerungen den Menschen oft metaphorische Ressourcen, über ihre aktuelle Lage in einer für sie handhabbaren Weise zu sprechen«* (*Kitwood* 2004:88).

Ist die Betreuungsperson in der Lage, diese Metaphern im Kontext der Person richtig zu interpretieren, wird es ihr leichter fallen, bestimmte Verhaltensweisen zu deuten, um so gezielter und schneller auf die Bedürfnisse des Betroffenen eingehen zu können.

Ziele der Biografiearbeit sind die Erhaltung des Identitätsgefühls und der Ich-Integrität des demenziell Erkrankten, der Aufbau von Vertrauen und die Entwicklung eines Gemeinschaftsgefühls. Diese Ziele dienen der Verbesserung des Wohlbefindens (vgl. *Trilling* 2001; *Romeo* 1997). In stationären Einrichtungen ist es besonders wichtig, zum Erhalt der Identität beizutragen, denn durch den Einzug in eine Institution gehen eine Vielzahl bedeutender Repräsentanzen des vergangenen Lebens verloren (vgl. *Blimlinger* 1996). Mittels unterschiedlicher Methoden lassen sich biografische Informationen sammeln, aufarbeiten und sichern. Anwendung finden vor allem die gesprächs- und die aktivitätsorientierte Biografiearbeit. Diese werden einzeln und in Gruppen, gelegentlich auch unter Einbeziehung des vorhandenen sozialen Umfeldes, durchgeführt (vgl. *Gereben* 1998).

2.3.2.3 Validation (VAL)

»Validieren – das heißt für gültig erklären: Verhaltensweisen und Äußerungen von verwirrten dementen alten Menschen werden wertschätzend und einfühlsam akzeptiert« (*Popp* 1999:111). In den Mittelpunkt rückt bei der Validation die Binnenperspektive des Betroffenen, ohne dass diese an der Wirklichkeit überprüft oder korrigiert wird. Diese Art des Umgangs beruht auf den Grundprinzipien der klientenzentrierten Gesprächsführung nach *Carl Rogers*[21]. Die Validation nach *Naomi Feil*, die ihr Konzept zwischen 1963 und 1980 entwickelte, nimmt ihren theoretischen Begründungsrahmen aus der humanistischen, analytischen und behavioristi-

---

[21] Gesprächsstrategie, die daraus besteht, in einer Atmosphäre uneingeschränkter positiver Wertschätzung die Gefühle des Gesprächspartners anzuerkennen, anzunehmen, zu bestätigen und ihn als kompetent und gleichberechtigt anzusehen. *Rogers* entwickelte diese Strategie in den 1940er Jahren.

schen Psychologie. *Feils* Konzept ist ein Zusammenspiel aus *Rogers* Grundprinzipien der Gesprächsführung, C. G. Jungs psychoanalytischer Sichtweise und *Eriksons* Theorie der Lebensstadien. *Feils* Betreuungskonzept setzt die Anerkennung der Gefühle eines Menschen voraus und erklärt diese für wahr. Das verlangt ein hohes Maß an Empathie und Akzeptanz seitens der betreuenden Person.

Feil geht davon aus, dass desorientierte alte Menschen in ihre Vergangenheit zurückkehren, um belastende Lebenskonflikte zu lösen. Mit der Validation möchte *Feil* erreichen, dass das Selbstwertgefühl der Betroffenen wiederhergestellt, Stress abgebaut und die unausgetragenen Lebenskonflikte gelöst werden. Außerdem sollen chemische und physikalische Zwangsmittel reduziert werden, um die verbale und nonverbale Kommunikationsfähigkeit verbessern zu können. Damit soll ein körperliches Wohlbefinden der Erkrankten erreicht werden (vgl. *Popp* 1999).

Nicole Richard entwickelte 1994, ausgehend von *Feils* Validationskonzept, ihre »**Integrative Validation**« (**IVA**). *Richard* konzentrierte sich auf die noch vorhandenen Kompetenzen und Fähigkeiten des Betroffenen. Ihr Ziel ist es, diese zu aktivieren und nutzbar zu machen. Der Kern ihres Ansatzes besteht zudem in einer Änderung der Sichtweise. Die »Integrative Validation« ist an den Ressourcen des demenziell Erkrankten ausgerichtet, wobei »Antrieb« (z. B. Ordnungssinn, Humor, Pflichtbewusstsein) und »Gefühl« (z. B. Trauer, Misstrauen, Ärger) Schlüsselpositionen einnehmen. Der Antrieb ist die Triebfeder des Handelns. Gefühle drücken die gegenwärtige Befindlichkeit aus und spiegeln eine Reaktion auf die Umwelt wider. Um vorhandene Ressourcen zu finden, ist es nötig, sich mittels Biografiewissen in die innere Realität des Betroffenen einzufühlen, um diese wertschätzend anzuerkennen. Mit kongruenter Kommunikation[22] auf allen Ebenen[23] soll den Betroffenen Sicherheit und Zugehörigkeit vermittelt werden, um Angst und Stress zu reduzieren und letztlich Wohlbefinden zu fördern. Der Einsatz von IVA soll den Betreuenden ein strukturiertes Handeln im Team ermöglichen. Der personenorientierte Ansatz dieser Methode soll durch Verminderung von Berührungsängsten, leichterem Umgang mit dem »Anders-Sein« und Verbesserung der gegenseitigen Wertschätzung einen entscheidenden Beitrag zur Arbeitszufriedenheit der Betreuer leisten (vgl. *Richard* 1996).

2.4 Nicht medikamentöse Interventionen – Eine kritische Betrachtung

Die Studienlage im Bereich der nicht medikamentösen Verfahren ist sehr dünn und qualitativ mangelhaft. Konstatiert werden muss, dass *»die meisten Untersuchungen keine konsistenten, generalisierbaren Ergebnisse ergaben. Es wurde keine signifikante Verbesserung über eine Gesamtstichprobe festgestellt, es erwies sich lediglich, dass einzelne Personen von den eingesetzten Interventionen profitierten«* (*Radzey, Heeg* 2001:21).

---

[22] s. *Watzlawik* 1967
[23] Kommunikationsebenen (verbal, nonverbal, paraverbal) (vgl. *Watzlawik* 1967)

Eine direkte Vergleichbarkeit der Ansätze ist nach *Müller* ebenfalls nicht gegeben, da die Studien bezüglich der Stichprobenzusammensetzung und -größe, dem Erhebungs- instrumentarium und der Dauer zu stark variieren (vgl. *Müller* 1994).

Das **Realitäts-Orientierungs-Training** war der erste Ansatz, der eine demenziell erkrankte Person berücksichtigte und damit Pionierarbeit leistete. Über das ROT liegt die umfassendste Literatur vor, jedoch ist auch ihre wissenschaftliche Aussage- kräftigkeit beschränkt. Studienergebnisse bescheinigen dem ROT eine leichte Verbes- serung der verbalen Orientierung, jedoch hält dieser Effekt nicht lange an. Generelle kognitive Verbesserungen lassen sich kaum feststellen. Die Lebenszufriedenheit kann durch die erzwungene permanente Konfrontation mit der Realität beim ROT sinken. Ursachen hierfür sind eine andauernde Veranschaulichung von Defiziten, das stän- dige Korrigiertwerden und damit die Gefahr von Überforderung der Betroffenen (vgl. *Radzey, Heeg* 2001; Witten/Herdecke 2005). Die Kritik an ROT geht sogar so weit zu sagen, »[es] *sei infantilisierend, wenn die Anwendung ungeschickt und unflexibel durchgeführt werde. (...) das Training von den Mitwirkenden als monoton, lang- weilig, und sinnlos empfunden* [wird]*(...) eine Qual für die Anwendenden und eine Zumutung für die Teilnehmenden*« (*Radzey, Heeg* 2001:22 [Anm.d.d.V.]).

Vor dem Hintergrund nur marginaler, kurzfristiger Verbesserung und der Gefahr einer Beeinträchtigung der Lebenszufriedenheit durch Über- und Unterforderung stellt sich Frage, ob es sinnvoll ist, sich allein auf die Förderung von Fähigkeiten zu konzentrieren, die perspektivisch zwangsweise dem fortschreitendem Verlauf der Demenz zum Opfer fallen (vgl. *Voith* 1997). Damit ist das ROT für mittlere und schwere Stadien nicht anwendbar. Größere Effekte hatten Aspekte des 24-Stunden- ROT auf andere Interventionsformen, wie z. B. die Milieutherapie: Eine auffällige Beschilderung und farbige Unterscheidungen sind heute fast flächendeckend in statio- nären Altenhilfeeinrichtungen umgesetzt.

Die Effekte der **Reminiszenztherapie/Biografiearbeit** lassen sich noch schwerer erfas- sen, da sie bislang nicht systematisch untersucht werden konnten. Dieser Umstand beruht auf der Tatsache, dass es »die« Reminiszenztherapie überhaupt nicht zu geben scheint (vgl. *Radzey, Heeg* 2001). Allen Zuordnungen gemeinsam ist die Arbeit mit der Vergangenheit und den Erinnerungen der Betroffenen. Vor allem methodische Probleme durch Verluste kognitiver Fähigkeiten und Abnahme des Sprechvermögens erschweren fundierte Studien. Einige Studien die sich mit der Reminiszenztherapie/ Biografiearbeit befassen, zeigen folgende Ergebnisse:
• Verringerung von Ängstlichkeit und Depressivität[24]
• Verbesserungen im Sozialverhalten
• Wichtigkeit von Erfahrungen im Umgang und Anwendung der Methode
• »Nebeneffekt«: Die Pflegenden lernen die Betroffenen besser kennen (ebd.; Witten/ Herdecke 2005)

---

[24] Die Ergebnisse wurden jedoch als wenig konsistent beschrieben.

Es bleibt festzuhalten, dass über die Biografiearbeit auch traumatische, verdrängte Erlebnisse wieder hervorgebracht werden können, mit denen äußerst sensibel umgegangen werden muss, um bestehende Kontaktprozesse nicht zu gefährden. »*Auf jeden Fall erscheint es sinnvoller über angenehme Erinnerungen als über das Wetter oder bedeutungslose Nettigkeiten zu sprechen*« (*Woods* 1992, zit. n. *Radzey, Heeg* 2001:23).

Abschließend kann angemerkt werden, dass das Wissen um die Biografie einer demenziell erkrankten Person einen Beitrag zum Abbau von Frustrationen innerhalb der Betreuungsbeziehung leisten kann. Damit steigt auch die Arbeitszufriedenheit seitens der Betreuenden (vgl. *Trilling* 2001; *Gereben* 1998). Der Verdienst von *Feils* **Validationsmethode** ist es, dass man sich zunehmend mit folgender Frage beschäftigt: »*Wie kann ich mit einem dementen alten Menschen kommunizieren, der auf rein kognitiver Ebene nicht mehr ansprechbar ist?*« (*Popp* 1999:116). Damit eröffnete sich eine neue Sichtweise im Verständnis alter Menschen. Doch die theoretische Grundlage der Validation wird von vielen Kritikern als mangelhaft bezeichnet: »*Unterschiedliche Modelle, Konzepte und Ähnliches werden zu einem bloßen Konglomerat zusammengefügt, das sich weder mit dem Stand der psychogeriatrischen Pflegeforschung noch mit der bestehenden Nomenklatur psychischer Diagnostik vereinbaren lässt*« (*Lind* 2000:179).

Hinzu kommt *Feils* als problematisch zu bezeichnendes Verständnis von Desorientiertheit. Sie geht von der Annahme aus, dass Desorientiertheit ausschließlich die Folge unbewältigter Lebensereignisse ist. Dadurch negiert sie den gesamten wissenschaftlichen Kenntnisstand zu biophysiologischen und hirnorganischen Veränderungen der Demenz. Außerdem schließt sie damit einen Teil desorientierter alter Menschen von vornherein aus (ebd.). Studien zur Validation sind selten und vorrangig von *Feil* selbst in unzureichender Methodik durchgeführt.
Bislang veröffentlichte Resultate zeigen:
• Verbesserungen der kommunikativen Fähigkeiten
• Verlangsamung des Verwirrtheitsprozesses
• Signifikante Verhaltenseffekte
• Aufdeckung unausgedrückten Verhaltens (vgl. *Radzey, Heeg* 2001)

Bei aller Kritik muss darauf hingewiesen werden, dass der Validationsansatz von enormer Bedeutung ist und einen großen Beitrag zum Verständnis und im Umgang mit demenzerkrankten Personen geleistet hat. Inspiriert durch *Rogers* Ansatz von Echtheit, Wertschätzung und Vertrauen hat *Feil* versucht, Kontakt zu demenziell Erkrankten herzustellen und misst dabei ihren »Verhaltensauffälligkeiten« Bedeutung zu.

Befreit von einigen zweifelhaften und eindeutig ressourcenorientierten Ansichten *Feils* ist die **Integrative Validation** von *Richard* eine Weiterentwicklung. Die auch hier zu konstatierende, kaum aussagefähige Studienlage schmälert nicht die Begeisterung und Überzeugung vieler Pflegekräfte, diese Methode in ihre alltägliche Pflege- und Betreuungsarbeit zu integrieren. *Richards* Validation verzichtet auf die ständige Interpretation des Verhaltens vor dem Hintergrund der Biografie der Betroffenen, weist aber die gleiche Schwäche wie *Feils* Validationskonzept auf: Beide legen ihren Schwerpunkt auf verbal ausgerichtete Kommunikationstechniken. Aus diesem Grund bleibt die Anwendung auf Anfangsstadien der Demenz beschränkt, in denen noch eine ausreichende und zufrieden stellende verbale Kommunikation möglich ist.

Abschließend ist zu erwähnen, dass sich die genannten Betreuungsansätze in zwei Bereiche aufteilen lassen: Zum einen wird versucht, durch gezielte Maßnahmen auf Defizite und Ressourcen von demenziell erkrankten Menschen einzuwirken, um ihr Wohlbefinden zu steigern. Zu diesem Bereich zählen das ROT, die Biografiearbeit, aber auch milieutherapeutische Ansätze. Bezeichnet werden sie als Interventionsbereich.

Zum anderen gibt es Konzepte, die durch spezielle Interaktionsformen und -möglichkeiten primär auf das Wohlbefinden des dementen Menschen einwirken, um dieses zu steigern. Über das Wohlbefinden soll dann eine positive Beeinflussung der Demenzsymptomatik erreicht werden. Solche Konzepte gehören zum interagierenden Bereich.

Es bleibt festzuhalten, dass sich in den letzten Jahren eine »dementengerechte Betreuung«, bezogen auf den »Interventionsbereich«, und eine »dementengerechte Begleitung« im Sinne vom »Interagieren«, entwickelt hat (vgl. *Wächtershäuser* 2002).

2.5   Schlussfolgerungen

In deutschen Alten- und Pflegeheimen gelten Schätzungen zufolge derzeit 40 bis 60 % der Bewohner als demenziell erkrankt (vgl. *Weyerer* 2005). Gerade die nicht kognitiven Symptome, wie Angstzustände, Aggressivität, Depression, Psychosen und Unruhe, sind ein Hauptgrund für die Heimeinweisung. Diese auffälligen Verhaltenweisen sind sowohl für Angehörige als auch für viele Pflegende eine große Herausforderung und können bei ihnen Gefühle von Hilflosigkeit und Überforderung auslösen (vgl. *Re* 2003).

Die für die Betreuung von demenziell erkrankten Menschen vorgestellten Interventionsmodelle stellen zunehmend den Betroffenen ins Zentrum. Damit rückt die Frage nach dem Wirklichkeitserleben dieser Menschen ins Blickfeld. Ist ihr Verhalten ein Teil der Demenz, oder versuchen sie damit eine Interaktion zwischen ihrer eigenen subjektiven Realität und unserer vermeintlichen objektiven Wirklichkeit herzustellen? Führt dann die vermeintliche Unvereinbarkeit der Wirklichkeiten zu einem inneren Rückzug der Dementen? *Kitwood* geht davon aus, dass es kein einheitliches Demenzerleben gibt. Jeder Mensch ist in seiner eigenen Wirklichkeit verhaftet, aus der heraus sich sein Verhalten ergibt (vgl. *Kitwood* 2004). Jede Person, ob demenziell erkrankt oder nicht, ist einzigartig in ihrer Persönlichkeitsstruktur, ihrer Lebensgeschichte und damit auch in ihrer Wirklichkeit und ihrem Erleben.

Die Literaturrecherche zum Thema »Demenz« ergab kaum Forschungsergebnisse über das emotionale Erleben, die verbliebenen Fähigkeiten und Ressourcen der Betroffenen. Ob dies an der Heterogenität der demenziell Erkrankten oder der bislang eher defizitorientierten Sichtweise auf das Krankheitsbild liegt, bleibt offen. Dennoch kann davon ausgegangen werden, dass demenziell Erkrankte trotz der genannten Defizite, besonders im verbal-kommunikativen Bereich, über ausreichende Fähigkeiten verfügen, um auf Außenreize zu reagieren und dass ihre emotionale Kontaktfähigkeit bis zu ihrem Lebensende erhalten bleibt (vgl. *Hirsch* 1994. In: *Weyerer* 2005). Insbesondere bei der Demenz vom Alzheimer Typ wird vermutet, dass die primär sensorischen und sensomotorischen Areale des Gehirns lange Zeit intakt bleiben (vgl. *Spar, LaRue* 1997. In: Wagner 2002)

Die Fähigkeit, Sprache zu verstehen und sich durch sie auszudrücken, nimmt im Laufe einer Demenz ab. Dennoch ist es falsch, die verbale Kommunikation einzustellen oder auf pflegerische Verrichtungen zu reduzieren, denn: »*Man kann nicht nicht kommunizieren*« ist die Aussage *Watzlawiks* (1967). Der Körper sendet ständig Signale an die Umwelt, die auch von demenziell Erkrankten nahezu uneingeschränkt wahrgenommen werden.

Die Recherchen lassen den Schluss zu, dass es möglich ist, unter Zuhilfenahme aller Sinne Kontaktprozesse zu den Betroffenen zu initiieren. Auch wenn sie den Inhalt des gesprochenen Wortes nicht verstehen, erfassen sie das »Wie« des Gesagten, also die non- und paraverbalen Signale, sehr gut (vgl. *Re* 2003). Damit bleiben sie nonverbal und emotional lange Zeit erreichbar. *Kitwood* betont, dass ein liebevolles Miteinander und eine emotionale Bindung zentrale Komponenten bei der Begleitung und Betreuung von demenziell erkrankten Menschen sind (vgl. 2004). Dabei spielen nonverbale Kommunikationstechniken eine entscheidende Rolle.[25] Die Voraussetzung für eine wirksame Interaktion ist es, den Betroffenen zu »erreichen«. Die individuelle Identität, d. h. das Erleben und Erinnern an sich selbst als unverwechselbare Person, und die Einbeziehung in das soziale Leben, sind dabei wichtige Elemente (ebd.) Erinnerungen bieten dabei die Möglichkeit, sich der eigenen Identität zu versichern. Sie sind zugleich Mittel, um sich verbal und nonverbal mitzuteilen. Diese Elemente und eine emotionale Bindung sind entscheidend, um mit demenziell erkrankten Menschen in Kontakt treten zu können.

Die vorgestellten therapeutischen Interventionen stoßen gerade hier an ihre Grenzen. Das ROT versucht ausschließlich, die verbale Orientierung in der »objektiven« Wirklichkeit zu trainieren. Die kognitive Ausrichtung erschwert eine emotionale Bindung über nonverbale Kommunikationsmittel ebenso wie eine personenzentrierte Identitätsförderung.

Die Biografiearbeit erkennt zwar die Individualität der Person an und bezieht sie ein, beruht jedoch auch überwiegend auf verbaler, kognitiv ausgerichteter Kommunikation. Die Validation leistet einen großen Beitrag zum Verständnis demenziell erkrankter Menschen. Dennoch muss konstatiert werden, dass auch hier der Schwerpunkt auf den verbalen Kommunikationstechniken liegt und Validation deshalb nur

---

[25] siehe Kap. 3.2.3 sowie 3.5.2

dann Anwendung finden kann, solange die Fähigkeit, Sprache zu äußern und zu verstehen, noch erhalten ist.

Weiterführend stellt sich nun die Frage, ob und in welcher Weise Tiere in der Lage sind, die Grenzen bisheriger Betreuungskonzepte zu durchbrechen. Welche Effekte können sie erzielen? Welche Mechanismen wirken dabei und welche Perspektiven ergeben sich daraus für die Pflege und – wo liegen die Grenzen?

3 Tiergestützte Therapie: Erklärungsmodelle und Bedeutung

Die hilfreiche Beziehung zwischen Mensch und Tier gründet auf ihrem Zusammenleben und den daraus gewonnenen Erfahrungen, die sich über viele Jahrtausende angesammelt haben. Tiere sind seit jeher dem Menschen Freund und Gefährte. Zwischen Tier und Mensch hat sich eine enge emotionale Bindung entwickelt. »*Die Beziehung des Menschen zum Tier war zu allen Zeiten eine Anregung seiner eigenen Entwicklung. So hat der Mensch das Tier mal vergöttert, mal geächtet, immer scheint das Tier dem Menschen ein Dialogpartner gewesen zu sein und seine Fantasie stark beeinflusst zu haben*« (*Otterstedt* 2003a:15).

Erkenntnisse aus der Psychologie belegen, dass sichere und stabile Bindungen auf Vertrauen, Achtung und Zuneigung beruhen und wichtig für die menschliche Psyche und Gesundheit sind. Sie bilden die Basis für die Entwicklung von Gefühlen, von sozialen Kompetenzen und ermöglichen so ein erfülltes Leben (vgl. *Olbrich* 2002). Das Streicheln und Berühren eines Tieres, Gespräche und sogar einfaches Beobachten vermitteln dem Menschen ein Gefühl von Sicherheit, Kameradschaft, Intimität, Beständigkeit und wirken positiv auf sein Wohlbefinden und Gesundheit (vgl. *Bergler* 2000). Die beobachteten gesundheitsförderlichen Effekte der Mensch-Tier-Beziehung haben sich in den letzten Jahrzehnten unter dem Überbegriff der »tiergestützten Therapie/tiergestützte Aktivitäten« zu einem interdisziplinären Forschungsfeld entwickelt. Tiere wirken dabei nicht wie Tabletten oder Tropfen, die eingenommen werden, um spezifische Störungen zu korrigieren; vielmehr sind sie Bindungspartner, deren therapeutische Wirkung sich in komplexen Beziehungsprozessen entfaltet. Verhaltensforscher, Psychologen und Soziologen stimmen darin überein, dass die heilsame Wirkung von Tieren vor allem über die Psyche erfolgt.

Nach einem kurzen historischen Abriss und den Definitionen zu tiergestützter Therapie/tiergestützten Aktivitäten werden unterschiedliche theoretische Erklärungsansätze für die besondere Beziehung zwischen Mensch und Tier und deren positive Effekte vorgestellt. Anschließend werden diese, ausgehend vom Wirkungsgefüge der Mensch-Tier-Beziehung, im häuslichen, institutionellen und therapeutischen Kontext betrachtet. Im weiteren Verlauf folgen Erläuterungen zur gesundheitsförderlichen Wirkung von Tieren. Gegenstand der weiteren Betrachtung ist die Relevanz, die sich daraus für demenziell erkrankte Menschen ergibt. Die Annahme, dass Tiere die Möglichkeit bieten, über die Ansprache menschlicher Sinne Kontaktprozesse zu initiieren, die sich wiederum positiv auf den gesundheitlichen, kognitiven, sozialen und emotionalen Status demenziell erkrankter Menschen auswirken, spielt dabei eine entscheidende Rolle. Die sich dadurch eröffnende Chance für Pflegende, über Tiere intensiver mit Betroffenen in Interaktion treten zu können, wird in einem späteren Kapitel[26] ausführlich dargestellt.

---

[26] s. Kap. 5

3.1   Entwicklung und Definition

Menschen sind seit Anbeginn ihrer Existenz von Tieren umgeben. Eine erwünschte Anwesenheit von Tieren im menschlichen Umfeld beruht einerseits auf dem ökonomischen, materiellen Nutzen, beispielsweise zur Nahrungsmittelgewinnung; andererseits besitzen Tiere für den Menschen eine hohe symbolische und emotionale Bedeutung (vgl. *Klare* 2001). Bereits als Jäger und Sammler in der Altsteinzeit entdeckte der Mensch den Nutzen sozialer Beziehungen zu Tieren. Mit Beginn der Domestikation[27] von Tieren entstand eine neue, unmittelbarere Art der Mensch-Tier-Beziehung, die Einfluss auf die menschliche Entwicklung und Alltagsstrukturen ausübte. Der Mensch übernahm die Verantwortung, den Schutz und die Versorgung von bestimmten Tieren und machte sie somit von sich abhängig. Der Umstand, über gesicherte Nahrungsmittelressourcen[28] zu verfügen, befreite den Menschen vom Zwang einer gefährlichen Jagd, die wiederum durch den Einsatz von Tieren erleichtert wurde (vgl. *Otterstedt* 2003a). Dies gab dem Menschen die Möglichkeit zur Weiterentwicklung eigener und artenübergreifender sozialer Beziehungen und Kommunikationsstrukturen. *»Tiere werden durch den Menschen und Menschen werden durch Tiere in ihrem Verhalten mitgeprägt und auch verändert«* (*Bergler* 1994:57).

Domestizierte Tiere waren und sind integraler Bestandteil menschlichen Lebens und folglich auch menschlicher Lebensqualität. *Greiffenhagen* sieht tiergestütztes Helfen und Heilen als intensivste Stufe tierischer Domestikation (1991). Überlieferungen zufolge wurden in Belgien bereits im 9. Jahrhundert im Rahmen der »Therapie naturelle« Tiere therapeutisch eingesetzt (vgl. *Arkow* 1993. In: *Schillinger* 2004). Die ersten Aufzeichnungen stammen dagegen aus dem England des ausgehenden 18. Jahrhunderts. 1792 gründete der Quäker *William Tuke* das »York Retreat«. In dieser Einrichtung für Geisteskranke bekamen die Insassen die Möglichkeit, Gärten zu pflegen und sich um kleine Tiere zu kümmern. *Tukes* Ziel war es, bei den Bewohnern ein Bewusstsein moralischer Verantwortung gegenüber den Tieren zu entwickeln, außerdem sollten Selbstwertgefühl und Selbstkontrolle der Kranken durch Freundlichkeit und Toleranz gestärkt werden (vgl. *Wiedenmann* 1998). Darin sah *Tuke* die Voraussetzung für eine mögliche Heilung (vgl. *Greiffenhagen* 1991).

1859 beschreibt Florence Nightingale kleine Tiere als *»exzellente Gefährten«* und *»manchmal die einzige Freude«* (vgl. *Schillinger* 2004). Auch in Deutschland gibt es historische Wurzeln des Einsatzes von Tieren zu therapeutischen Zwecken. In Bielefeld Bethel wurden 1867 in Anlehnung an *Tukes* Idee die Bodelschwingschen Anstalten gegründet. In diesem Behandlungszentrum für Epileptiker spielten Tiere eine wichtige Rolle. Diese *»Institution ohne Mauern«* (vgl. *Olbrich* 2002) integrierte Menschen mit neurologischen und psychologischen Erkrankungen in einen natür-

---

[27] »Domestikation« meint die Entwicklung vom Wildtier zum Haustier mittels Zähmung und Züchtung durch den Menschen. Wesentliche Merkmale sind künstliche Selektion anhand vorherbestimmter Zuchtrichtlinien und damit verbundene Anpassung des Tieres an die Umweltbedingungen des Hausstandes (vgl. *Klare* 2001). Bereits vor ca. 14.000 Jahren wurden die ersten Wölfe (Hunde) domestiziert. Sie gelten daher als älteste Begleiter des Menschen.

[28] Schafe, Schweine, Geflügel etc.

lichen Lebensraum, in dem sie unter anderem auch Verantwortung für Tiere und Pflanzen übernahmen. Trotz der hohen Bedeutsamkeit von Tieren in der Behandlung wurden keine Aufzeichnungen darüber angefertigt und so gingen die therapeutischen Erfahrungen verloren.

In den USA wurde während des Zweiten Weltkrieges das Army Air Force Convalescent Hospital in New York gegründet. Hier konnten sich Soldaten u. a. auf einem angeschlossenen Bauernhof von ihren Kriegstraumata erholen: *»Die Beobachtung und Versorgung von Tieren galt als ebenso wichtiges Element der Behandlung wie andere anerkannte Therapieformen«* (*Greiffenhagen* 1991:167). Auch hier fand keine Dokumentation über den Einsatz bzw. die Wirkung von Tieren statt. Die Behandlung der traumatisierten Soldaten stand im Mittelpunkt. *»Die Tatsache, dass Tiere völlig apathische Patienten zum Lachen und Spielen brachte, genügte den Ärzten und Pflegern als Evidenz für die Vernunft dieser Behandlung«* (*Greiffenhagen* 1991:168).

Eine systematische wissenschaftliche Untersuchung hilfreicher Effekte von Tieren auf Menschen begann 1961. Den Anstoß lieferten Beobachtungen des Therapeuten *Boris Levinson* bei der Arbeit mit einem sozial gestörten Jungen und seinem eigenen Hund. *Levinson* begann mit genauen Beobachtungen, Kollegenbefragungen und veröffentlichte seine Ergebnisse. Er erkannte die Einsatzmöglichkeit von Tieren als Co-Therapeuten (ebd.). Zu dieser Zeit wurde mit der wissenschaftlichen Erforschung der Mensch-Tier-Beziehung begonnen. Tiere wurden immer wieder in den Fokus verschiedener Forschungsvorhaben zum therapeutischen Einsatz gestellt. Die Ergebnisse der ersten Studien erregten viel Aufsehen und weltweit begannen Forscher aus unterschiedlichen Disziplinen die Beziehung näher zu untersuchen.

Der Begriff **»pet facilitated therapy«** wurde zum Schlagwort dieses neuen Wissenschaftszweiges (ebd.). Ins Deutsche übertragen bedeutet er »**tiergestützte Therapie**«. Der Zusatz »-gestützt« bringt zum Ausdruck, dass Tiere die Therapeuten als zusätzliche Helfer unterstützen und nicht ersetzen (vgl. *Niepel* 1998). *»Im Grunde geht es bei der tiergestützten Therapie darum, ein unbedrohliches, liebevolles Heimtier als Katalysator für die Entwicklung adaptiver und zufriedenstellender sozialer Interaktion einzuführen. Der Patient setzt sich häufig durch nonverbale und taktile Interaktionen positiv in eine Beziehung zum Tier. Der Kreis sozialer Interaktion weitet sich dann allmählich aus ... Die anfänglich nonverbalen Formen der Interaktion werden nach und nach bereichert und verstärkt durch verbale Kommunikation und den gesundem Ausdruck von Gefühl und von Wärme«* (*Corson* 1975. In: *Olbrich* 2002: 189f). So beschreibt das Forscherehepaar *Corson*[29] die Effekte der tiergestützten Therapie auf den Menschen.

Eine Vielzahl von Begrifflichkeiten zum Einsatz von Tieren am Menschen sorgte bis Ende der 1980er für Verwirrung und Missverständnisse in Wissenschaft und Praxis. Mit der Gründung der Delta Society 1977 in den USA, deren Ziel die Erforschung der Qualität der Beziehung zwischen Tierhaltern, Tieren und Pflegepersonen ist, wurden

---

[29] siehe Kap. 4 (Tab.19)

erstmals Standards und Richtlinien eingeführt. Der Begriff »pet« – »Haustier«[30] wurde durch »animal« – »Tier« ersetzt, um deutlich zu machen, dass nicht nur klassische Haustiere therapeutisch eingesetzt werden können. Die Delta Society unterscheidet anhand der Rollen von Tieren zwei Bereiche:

• **Animal-assisted Activities (AAA)**
• **Animal-assisted Therapy (AAT)**

Die **AAA** beschreibt demnach das ungezwungene, spontane Zusammentreffen von Tier und Mensch, ohne das dabei ein bestimmtes Ziel verfolgt wird. Hier stehen gemeinsame Aktivitäten und die bloße Anwesenheit des Tieres im Vordergrund. Als Beispiel sind Tierbesuchsprogramme in verschiedenen Einrichtungen durch Freiwillige mit ihren Tieren zu nennen. In den «Standards of Practice for Animal-Assisted Activities and Therapy« der Delta Society heißt es: «*AAA provides opportunities for motivational, educational, recreational, and/or therapeutic benefits to enhance quality of life. AAA are delivered in a variety of environments by specially trained professionals, paraprofessionals, and/or volunteers, in association with animals that meet specific criteria*« (Delta Society 2006).

Demgegenüber beschreibt die **AAT** eine «*... goal-directed intervention in which an animal that meets specific criteria is an integral part of the treatment process. AAT is directed and/or delivered by a health/human service professional with specialized expertise, and within the scope of practice of his/her profession. AAT is designed to promote improvement in human physical, social, emotional, and/or cognitive functioning [cognitive functioning refers to thinking and intellectual skills]. AAT is provided in a variety of settings and may be group or individual in nature. This process is documented and evaluated*« (ebd.)

Der entscheidende Unterschied zur AAA besteht in der Ausrichtung auf vorher konkret erarbeitete Ziele, die genau dokumentiert werden müssen. Des Weiteren stellt die AAT einen Bestandteil der Arbeit von »Profesionellen«[31] dar. Das bedeutet: Das Tier ist integraler Bestandteil des therapeutischen Konzeptes und des Behandlungsprozesses. Unter Zuhilfenahme des Tieres sollen wünschenswerte Verhaltensweisen gefördert und unterstützt und unerwünschte abgewandelt werden (vgl. *Niepel* 1998).

Mit diesen Ansprüchen sind spezielle Anforderungen an die Tiere verbunden, die in hier zum Einsatz kommen. So postulierte die »International Association of Human-Animal Interaction Organization« (IAIHIO)[32] 1998 in Prag, dass zur tiergestützten Therapie und zu tiergestützten Aktivitäten nur domestizierte Tiere herangezogen werden sollen. Nur diese seien in der Lage, mit den Menschen und deren unter-

---

[30] Unter »Haustier« wird ein Tier verstanden, mit dem Menschen freiwillig und dauerhaft in einem Haushalt zusammenleben, wobei das Tier wirtschaftlich in der Regel auf der Kostenseite zu Buche schlägt, im Affekthaushalt der Besitzer in aller Regel auf der Habenseite einzuordnen ist (vgl. *Wiedenmann* 1998).

[31] Damit sind ausgebildete Therapeuten gemeint, die sich innerhalb ihrer therapeutischen Arbeit im Sinne der AAT weiterqualifiziert haben.

[32] weltweiter Dachverband der Institutionen zur Erforschung der Mensch-Tier-Beziehung

Tabelle 5: Einsatzmöglichkeiten von Hunden.

Einsatzgebiet	Einsatzbereiche
Diensthunde	• Polizei (Schutz-/Spürhund) • Zoll (Spürhund) • Rettungsdienst (Bergungs-/Spürhund)
Servicehunde	• Blindenführung • Behindertenbegleitung • Signalgebung (für Gehörlose) • Epilepsie
Therapie- und Sozialhunde	• AAA, AAT

schiedlichen Verhaltensweisen umzugehen und zurechtzukommen. Darüber hinaus muss es den Tierführern möglich sein, erste Anzeichen von Stress beim Tier zu erkennen (vgl. *Turner* 2005).

Gegenwärtig kommen Hunde, Katzen, Vögel, Kaninchen, aber auch Pferde, Schafe, Ziegen und Schweine zum Einsatz. Besonders Hunde nehmen aufgrund ihres Wesens, ihrer Menschenfreundlichkeit, Intelligenz und Anpassungsfähigkeit sowie ihrer langen Domestikation eine zentrale Rolle im tiertherapeutischen Kontext ein. Deutlich wird dies darin, dass es für kein anderes Tier, wie in Tabelle 5 dargestellt, eine derartige Ausdifferenzierung von Einsatzmöglichkeiten gibt.

3.2 Mensch-Tier-Beziehung – Erklärungsmodelle

Um die besondere Beziehung zwischen Mensch und Tier sowie die daraus resultierenden hilfreichen Effekte auf Menschen zu verstehen, sind unterschiedliche Erklärungsansätze denkbar.

Für dieses Buch relevant sind der evolutionstheoretische Ansatz der Biophilie-Hypothese, tiefenpsychologische Perspektiven, der Aspekt des Anthropomorphismus und der Du-Evidenz sowie die Betrachtung der besonderen Kommunikationsform zwischen Mensch und Tier.

3.2.1 Die Biophilie-Hypothese

Ein theoretischer Erklärungsansatz der Mensch-Tier-Beziehung und deren Wirkung ist die aus der Evolutionslehre stammende Biophilie-Hypothese von *E. O. Wilson* (1984). Ausgangspunkt für seine Hypothese sind Erkenntnisse aus der psychologischen Forschung, die besagen, dass Bindungen an andere Personen[33] eine entscheidende Rolle

---

[33] Die Bindungsforschung betrachtete dabei vornehmlich die Mutter-Kind-Beziehung. Es wurde festgestellt, dass das Bindungsverhalten des Kindes nicht nur von Bedürfnissen nach physischer Versorgung bestimmt ist. Die emotionale Zuwendung zwischen Bezugsperson(en) und Kind gilt als grundlegende Voraussetzung für eine effektiv funktionierende Persönlichkeit und psychische Gesundheit (vgl. *Krech, Crutchfield* et al. 1992). /

für die Entwicklung emotionaler Fähigkeiten, sozialer Kompetenzen und der psychischen Gesundheit spielen. *Wilson* postulierte die Grundthese, dass der Mensch ein angeborenes Interesse besitzt, sich mit der Vielfalt des Lebens und der Natur auseinander zu setzen. Biophilie beschreibt dabei einen biologischen, aus der Stammesgeschichte begründeten Prozess der besonderen Verbundenheit des Menschen zu anderen Lebewesen, jedoch auch zu Landschaften, Ökosystemen und Habitaten, die selbst nicht lebendig sind, aber Leben ermöglichen. Sie werden vom Menschen mit animistischen Qualitäten ausgestattet (vgl. *Olbrich* 2003b).

Die aus der Biophilie begründete physische, emotionale und kognitive Hinwendung zu Leben und Natur besitzt nach *Kellert* große Bedeutung für die gesunde Entwicklung des Menschen. Er unterscheidet neun Perspektiven der Bezugnahme von Mensch und Natur, die intensiv erlebt und je nach Form mit einer spezifischen Bewertung einhergehen. Jede dieser Formen hat darüber hinaus offensichtlich ihren spezifischen adaptiven Wert für den eigenen Existenzerhalt und den Erhalt des ökologischen Systems (vgl. *Kellert* 1993. In: *Olbrich* 2003b).

Die Perspektiven (skizziert):
Die **utilitaristische Perspektive** betont den Nutzen, die die Natur für den Erhalt des Lebens und für die Sicherheit des Menschen bietet. Sie wird beispielsweise deutlich, wenn Menschen sich von tierischen Produkten ernähren oder die Fähigkeiten der Tiere nutzen, um die eigene Existenz zu sichern bzw. zu verbessern.
Eine **naturalistische Perspektive** hebt die Erfahrung eines zufriedenen, ruhigen und tiefen Ausgefülltseins beim Kontakt mit und beim Betrachten von Natur hervor.
Bei der **ökologisch-wissenschaftlichen Perspektive** liegt der adaptive Wert in der intensiven Beobachtung und systematischen Analyse von lebenden und nicht lebenden Naturelementen, um diese verstehen und erklären zu können.
In der **ästhetischen Perspektive** erfreut sich der Mensch an der physischen Harmonie und Schönheit der Natur. Sie löst ein Erleben aus, das den Menschen ergreift und gewahr werden lässt, etwas Besonderem und Idealem begegnet zu sein.
Die **symbolische Perspektive** fokussiert die Vielfalt an Schemata und Kategorien (Codes), die die Natur vorgibt, an der sich Sprache und Denken orientieren. *Kellert* meint damit Kategorien wie beispielsweise Wut, Drohung oder Freude, die der Mensch aus der Natur »abliest«. Natursymbole können auch historisch und kulturell übergreifend sein und in Märchen, Mythen, Legenden oder Sagen auftauchen. Der menschlichen Psyche dienen diese Kategorien zur Kennzeichnung der Natur einerseits, aber auch als Metaphern der eigenen Identität andererseits.
In der **humanistischen Perspektive** wird tiefe Verbundenheit und Liebe zur Natur erlebt, die sich in der Bereitschaft zu teilen, zur Fürsorge, zum Altruismus und zur Bindung äußern kann.
Moralisch ist die Perspektive zur Natur, wenn sie die Verantwortlichkeit und Ehrfurcht vor dem Leben umfasst. Nach *Kellert* kann diese Perspektive mit dem Erleben einer spirituellen Einheit, einer Harmonie und einer höheren Ordnung von Mensch und Natur einhergehen sowie möglicherweise die Basis für Ethik, im Sinne einer Einbettung in eine kosmologische Ordnung, sein.

Die **dominierende Perspektive** von Natur betont den Wunsch oder die Tendenz, diese beherrschen und kontrollieren zu wollen. In ihr sieht *Kellert* die Basis für die Entwicklung menschlicher Techniken und Fertigkeiten.

Bei der **negativistischen Perspektive** verspürt der Mensch im Kontakt mit der Natur vornehmlich Angst oder Ablehnung. Dies kann einzelne Tiere oder Teilbereiche der Natur betreffen. Hier sieht *Kellert* die Herausbildung von Schutz- und Sicherheitsmaßnahmen sowie die Art der Gestaltung des persönlichen Nahraums begründet.

Kellert geht davon aus, dass jede dieser Perspektiven in der Evolution ihren adaptiven Wert hat und das im Menschen verschiedene Perspektiven gleichzeitig existieren (ebd.). Damit wird die vielfältige und intensive Verbundenheit von Menschen mit der Natur und anderen Lebewesen, also auch Tieren, deutlich. Die in der Biophilie-Hypothese postulierte Verbundenheit gilt als Schlüssel einer geistig und emotionalgesunden Entwicklung und wird zur Erklärung der Wirkung von Mensch-Tier-Beziehungen herangezogen. In diesem Ansatz bleibt jedoch offen, welche innerpsychischen Prozesse ablaufen. Diese sollen im Folgenden näher erläutert werden.

3.2.2 Tiefenpsychologische Erklärungsmodelle

Tiefenpsychologische Ansätze richten ihre Aufmerksamkeit auf innerpsychische, unterhalb des Bewusstseins liegende Prozesse. *Olbrich* und *Gebhard* gehen in ihrer Erklärung der Mensch-Tier-Beziehung davon aus, dass bei Kindern am Anfang des Lebens eine umfassende Verbundenheit zu ihrer dinglichen, aber vor allem zu ihrer lebendigen Umwelt – also auch zu Tieren – besteht, die persönlichkeitsformend ist[34] (vgl. *Gebhard* 1994; *Olbrich* 2002). Diese anfängliche Verbundenheit ist charakterisiert durch fehlende Reflexion und eine noch nicht vorrangig kognitive Konstruktion des eigenen Lebensraumes innerhalb kulturell vorgegebener Schemata. *Olbrich* sieht in einer derartigen Verbundenheit » *die Basis für ein ganz einfaches adaptives Verhalten ..., das aber bei aller Schlichtheit in einem sehr umfassenden Sinne trägt*« (2002:176).

Ihre Argumentation stützen beide auf psychoanalytische Theorien, nach denen der Säugling noch nicht in der Lage ist, eine Abgrenzung zwischen sich und seiner Umwelt zu erleben. Daraus entsteht ein ursprüngliches Empfinden von Verbundenheit und Einssein mit allem, was ihn umgibt.[35] *Searles* (1960) sieht die Bedeutung der

---

[34] Kinder sind besonders empfänglich für Naturkontakte. So gehen sie beispielsweise unvoreingenommen auf jedes Tier zu. In ihren Träumen, Zeichnungen und Geschichten kommen häufig Naturelemente, also auch Tiere, vor. Als Spiel- und Aktionsräume ziehen sie die belebte der unbelebten Natur vor. Das wird damit erklärt, dass sie besonders gern mit Dingen umgehen, die Reaktionen zeigen und möglichst vielfältig und komplex sind. Solche Elemente finden Kinder vorzugsweise in der Natur, und der Umgang damit fördert ihre kognitive wie motivationale Entwicklung (vgl. *Gebhard* 1994).

[35] vgl. u. a. *C.G. Jungs* Theorie der Entwicklung des Bewusstseins (1931) von einer zunächst unbewussten Verbundenheit zu Bewusstseinsinseln, die sich im Laufe des Lebens vereinigen und den Ich-Komplex bilden, wie auch die Beobachtung *René Spitz* (1972), dass bei Neugeborenen noch keine Unterscheidung zwischen dem eigenen Körper und den Dingen außerhalb des Körpers besteht und dieses Erleben von Ungetrenntheit mit einem Gefühl des Verbundenseins einhergeht (vgl. *Olbrich* 2002).

nicht menschlichen Umwelt für die menschliche Entwicklung darin, dass der Mensch ein »Verwandter« dieser Umwelt ist. Er geht davon aus, dass sich der Mensch *»bewusst oder unbewusst einer Bezogenheit zu seiner nichtmenschlichen Umwelt gewahr ist«* (Gebhard 1994:19, zit. n. Searles 1960:5), jedoch während seiner Entwicklung zwischen sich und der menschlichen sowie nicht menschlichen Umgebung zunehmend unterscheidet. Dies geschieht zunächst sensorisch, motorisch, dann sprachlich und später begrifflich, konstruktiv und ermöglicht eine sinnhafte Bezugnahme zu anderen Lebewesen und Gegenständen (vgl. *Bull* 2002).

Ähnlich wie *Searles* vermuten *Olbrich* und *Gebhard*, dass durch die zivilisatorische Prägung nach der Kindheit die ursprüngliche Verbundenheit mit der Umwelt überdeckt wird, sie aber im Alter wieder präsent werden kann (vgl. *Gebhard* 1994; *Olbrich* 2002). Sie gehen davon aus, dass aufgrund der Fähigkeit zur Unterscheidung des Selbst von anderen auf emotionaler Ebene ein Gefühl der Getrenntheit entsteht, das verarbeitet und in das Bewusstsein integriert werden muss. Dieser Prozess ist von ambivalentem Charakter, da weiterhin eine unbewusste Sehnsucht nach Verbundenheit und nach ursprünglicher Verschmelzung besteht (ebd.). Das kognitive Erkennen von Getrenntheit birgt die Gefahr, dass die Bezogenheit nun ausschließlich über bewusstseinsfähige Kanäle abläuft. Dadurch wird zum einen der Kontakt zu den tieferen Prozessen der eigenen Person unterbunden, zum anderen werden auch die bedeutenden Formen des Kontaktes mit Naturphänomenen und anderen Lebewesen unmöglich. In diesem Punkt sieht *Olbrich* die Chance und zugleich die hilfreiche Wirkung von Tieren begründet. Der intensive Kontakt zu Tieren führt zur Integration von diesen bewussten und unbewussten Prozessen (vgl. *Olbrich* 2003a).

Die Theorie *C.G. Jungs* (1931) stützt diese Argumentation: *Jung* geht ähnlich wie auch *Freud* von einer Begrenzung bzw. Beschränkung des Ichs aus, das die psychische Abgrenzung von menschlicher und nicht menschlicher Umwelt erklärbar macht. Für *Jung* ist das Ich zwar Zentrum des Bewusstseins, erfasst aber nur einen geringen Teil aus der Realität und der Gesamtpersönlichkeit: *»Es ist jener bewusste Teil, der je bestimmte Erinnerungen und aktuelle Eindrücke verbindet und der momentane Wahrnehmungen mit der Verarbeitung von Wahrgenommenem koordiniert und steuert«* (Olbrich 2002:179).

Die Entwicklung des Eingebettetseins und unbewusster Verbundenheit, über Bewusstseinsinseln zum Ich-Komplex, der spätestens im Jugendalter *»monistisch oder gar monarchistisch die Vorherrschaft des analytisch-rational kontrollierenden Bewusstseins begründet«* (Olbrich 2003d:190) weist nach *Jung* auf einen Konflikt hin. Bewusstsein wird von ihm auch als ein *»Danaer Geschenk der Kultur* [bezeichnet]. *Das Abweichen vom und das Sich in Gegensatz Setzen zum Instinkt schafft Bewusstsein. Instinkt ist Natur und will Natur. Bewusstsein hingegen kann nur Kultur oder deren Negation wollen, ... insofern wir noch Natur sind, sind wir unbewusst und leben in der Sicherheit des problemlosen Instinktes«* (Olbrich 2003a:54, zit. nach *Jung* 1931:221 [Anm.d.d.V]).

Jung hält eine Integration von bewussten und unbewussten Prozessen für erstrebenswert. Für ihn kann dies erst mit der Übernahme eines dualistischen Bewusstseins nach der Mitte des Lebens erreicht werden. In dieser Entwicklungsperiode ist der Mensch mit ausgebildetem Ich-Komplex und gestärktem Bewusstsein von sich selbst und seiner umgebenden Realität wieder in der Lage, mehr Aufmerksamkeit »nach innen« zu lenken (vgl. *Olbrich* 2003a.). Darin sieht *Olbrich* zum einen die hohe Bedeutung binnenpsychischer Prozesse bei der Beziehung zwischen Mensch und Tier begründet, zum anderen aber auch die hohe Relevanz von Tierkontakten besonders für Kinder und alte Menschen. Für Letztere bietet die mögliche Integration von bewussten und unbewussten Prozessen erneut die Chance einer ganzheitlichen Bezogenheit zu Tieren, die über mehrere Kanäle der Kommunikation ablaufen kann[36] (ebd.).

Die Bedeutung von bewussten und unbewussten Komponenten für die Verbundenheit von Mensch und Tier, insbesondere die Chancen, die sich daraus für Menschen mit Demenz ergeben, verdeutlichen die Schichtenlehre von *Rothacker* (1938) und *Epsteins* Unterscheidung zwischen implizit-erfahrungsgeleitetem und explizit-kognitivem Funktionsmodus (1991/1994). *Rothacker* unterscheidet drei Hauptschichten der Persönlichkeit des Menschen:

(1) Die älteste – die Vitalschicht – beinhaltet Prozesse, die zur Aufrechterhaltung des vegetativen Systems dienen. *Rothacker* ordnet diese Schicht der animalischen Tiefenperson zu.

(2) Die zweite Schicht, die Emotionale- bzw. Es-Schicht, beinhaltet Triebe, Emotionen, Instinkte und Affekte. In ihr ist die beseelte Tiefenperson lokalisiert. Die Regulation dieser beiden unteren Schichten läuft, so *Rothacker*, unbewusst ab.

(3) In der obersten Schicht – der Personenschicht – sind der Sitz des Bewusstseins, der Erinnerungen sowie des Ichs. Diese Schicht besitzt Organisations- und Kontrollfunktion (vgl. *Olbrich* 2002).

Rothacker sieht die Funktionsfähigkeit der jeweils höheren Schichten von den tieferen Schichten abhängig, jedoch nicht umgekehrt (ebd.). Mit anderen Worten: Die bewusste Regulation des Ichs ist nur bei funktionsfähiger Vital- und Es-Schicht möglich. Die Es-Schicht wiederum bedarf einer funktionsfähigen Vitalschicht. Die tiefen Schichten dagegen sind in der Lage, auch bei Störungen der höheren Schichten zu arbeiten. In der Regel laufen die Prozesse der einzelnen Schichten integriert und abgestimmt ab. Aktuelle Forschungen der Neuropsychologie bestätigen diese Annahme (ebd.).

Die emotionale Verbundenheit mit anderen Lebewesen wird von Prozessen bestimmt, die auf einer tieferen Schicht ablaufen. Speziell die Es-Schicht ist nach *Rothacker* bedeutsam für die Interaktion mit Tieren. Er schreibt: »*wo sie [die Es-Schicht] gefühlsmäßig mit ihr [der Außenwelt] kommuniziert, wo sie den Mitmenschen nicht als gegenüberstehendes Wesen erlebt, sondern seine Verhaltung und Ausdrucksbewegung (etwa der Freude oder des Schmerzes) in ihren eigenfühligen Valenzen unmittelbar mitempfindet und sofort dranghaft beantwortet, wo die (beseelte) Tiefenperson von ihren Stimmungen und Gefühlen besessen ist wie ein Kind, das immer denselben Wunsch wiederholt, da nähert sie sich dem tierischen Pol.*« (*Olbrich* 2003d:186, zit. nach *Rothacker* 1988:69 [Anm.d.d.V.]).

---

[36] s. Kap. 3.2.4 sowie 3.5.2

Tabelle 6: Funktionsmodi nach Epstein (*Olbrich* 2003d:188).

Implizit-erfahrungsgeleitet	Explizit-kognitiv
intuitiv-erfahrungsgeleitet	analytisch-rational
episodisch	semantisch
organisiert Erfahrungen und Verhalten automatisch	rationales Zweck-Mittel-Denken in begrifflicher Sprache
anstrengungslos intuitiv	fördert effizient-adaptives Verhalten
von Intelligenz unabhängig, hat lange evolutionäre Geschichte	ist primär intendiert, spezifisch, konzentriert und unstabil, hat erst kurze Geschichte
bildsprachliche und symbolische Prozesse	wortsprachliche Prozesse
mit Gefühlen und Stimmungen verknüpft	isoliert rational analysierend
Metaphern deutend	über Formeln erklärend

Die Erkenntnis, dass Prozesse in tiefen Schichten auch ohne Beteiligung höherer Schichten ablaufen können, und dass die Interaktion mit Tieren auf Prozessen beruht, die innerhalb tieferer Schichten lokalisiert sind, ist besonders für Menschen mit kognitiven Einschränkungen wie Demenz von großer therapeutischer Bedeutung.[37] Auch in *Epsteins* Unterscheidung zwischen implizit-erfahrungsbestimmtem und explizit-kognitivem Funktionsmodus wird die Bedeutsamkeit von Prozessen unterhalb der Schicht des kontrollierten Bewusstseins deutlich. Tabelle 6 zeigt die Unterschiede dieser beiden Funktionsmodi.

Das implizit-erfahrungsgeleitete Wissen kann nicht bewusst abgerufen werden. Dieser Funktionsmodus ist stark mit Gefühlen und Stimmungen verknüpft, die aus Erfahrungen stammen, die meist vor der bewussten Erinnerung – in der frühen Kindheit – gemacht wurden. Sie prägen eine Person während ihrer ganzen Biografie. Gerüche, Bilder, Tasterfahrungen, Szenen etc. können diesen Modus auslösen und zu Handlungen führen (vgl. *Olbrich* 2004). Dies ist insofern relevant, als dass gerade dieser Modus bei demenziell erkrankten Menschen lange Zeit fast vollständig intakt bleibt und die Einschränkungen vorrangig den explizit-kognitiven Modus betreffen. Vor diesem Hintergrund wird deutlich, dass das Zusammenleben mit Tieren im Kindesalter die Entwicklung des impliziten Funktionsmodus beeinflusst, was wiederum vermuten lässt, dass Tierbeziehungen in der Kindheit nutzbringende Effekte im Alter ermöglichen.[38]

3.2.3 Anthropomorphismus und Du-Evidenz

Um die besondere emotionale Verbindung von Mensch und Tier zu erklären, die in der alltäglichen und therapeutischen Interaktion Voraussetzung für eine beeinflus-

---

[37] s. Kap. 3.5.2
[38] s. Kap. 3.4

sende Wirkung auf den Menschen ist, ist auch das Phänomen der Anthropomorphisierung von Tieren und der daraus erwachsenden Du-Evidenz entscheidend.

Ethnologen gehen von der Annahme aus, dass der Mensch nur Beziehung und Kontakt aufnimmt, wenn er im Gegenüber ausreichende Gemeinsamkeiten in Lebens- und Gefühlsäußerungen[39] mit sich selbst entdeckt werden. Tiere verfügen über derartige Merkmale. Dieses Phänomen wird als **Animismus** oder **Anthropomorphismus** beschrieben (vgl. Giesecke 2002).

Unter **Animismus** ist ein Grundverständnis der Belebtheit und Beseeltheit von Naturerscheinungen und Tieren zu verstehen, das spirituell und kognitiv nicht fassbar ist. Besonders bei Naturvölkern existiert diese Vorstellung (ebd.; *Gebhard* 1994). Vor allem Kinder bringen ihre noch stark ausgeprägte animistische Vorstellung im anthropomorphen Denken zum Ausdruck, indem sie Nichtmenschliches, also auch Tiere, als sich ihnen ähnlich einstufen und mit Absichten, Gefühlen sowie Erfahrungen ausstatten (vgl. *Greiffenhagen* 1991). Auch Erwachsene zeigen anthropomorphes Denken und Verhaltensweisen gegenüber Tieren, wenn auch in unterschiedlichen Intensitäten.

Anthropomorphes Denken bzw. **Anthropomorphismus** beschreibt die Übertragung menschlicher Emotionen und Eigenschaften auf nicht menschliche Subjekte und Objekte (ebd.). Es kann durch die Verbindung zur kognitiven und sprachlichen Ebene als Konkretisierung einer animistischen Auffassung von Dingen gesehen werden und ist die Voraussetzung für das Gefühl von Verbundenheit mit Tieren. So schreibt *Gebhard*: »*In anthropomorphen bzw. animistischen Weltdeutungen offenbart sich … nicht nur eine kognitive Interpretation der Welt, sondern zugleich eine affektive Beziehung zu ihr*« (1994:37).

Eine soziale Beziehung zu einem Tier entsteht dann, wenn die Partner sich gegenseitig als Du evident wahrnehmen. **Du-Evidenz** bedeutet ein emotionales Gewahrwerden des »Du« im Gegenüber. Zum »Du« wird das Gegenüber dann, wenn es im Verlauf des subjektiven Erkennens seine Anonymität verloren hat und dem anderen seine Individualität und sein tieferes Wesen gewahr wird (vgl. *Müller* 1998).

Du-Evidenz meint, in Anlehnung an *Theodor Geiger*, die Überwindung einer »Niveauspannung« zwischen Mensch und Tier (vgl. *Wiedenmann* 1998). Dies bedeutet, dass vom Tier Eigenschaften verlangt werden, wie ein Mindestmaß an Kommunikationsfähigkeit und Sozialität, die wiederum ein bestimmtes Maß an Gemeinsamkeit ermöglichen und so das Fundament einer Beziehungsfähigkeit darstellen. In der Interaktion zwischen diesen Partnern orientiert sich das Verhalten beider an dem Bild des Gegenübers, das »*die subjektiven Erwartungen, situationsbezogene Interessen oder Verhaltenskompetenzen des anderen zu berücksichtigen sucht*« (*Wiedenmann* 1998: 355).

---

[39] Beispielsweise Merkmale des Lebens wie Essen, Schlafen, Erkrankungen, Tod/Sterben oder Gefühle der Freude, der Angst etc.

Die Interaktion und Kommunikation zwischen Mensch und Tier wird in diesem Kontext als Abfolge von Lernkontexten verstanden. Auf Seiten der Tiere wird sowohl die Fähigkeit zum einfachen Perspektivwechsel vorausgesetzt, als auch die Fähigkeit, Vermutungen und Wünsche über die Vermutungen und Wünsche des Gegenübers zu entwickeln[40] (ebd.). Derartige Tierkontakte lösen beim Menschen emotionale Berührtheit aus. Das Ausmaß der empfundenen Du-Evidenz lebt von derartigen Interaktionen und kann zu einer weiterführenden Vermenschlichung des Tieres führen. Dies spiegelt sich in der Intensität der Zuneigung zum Tier und den daraus resultierenden Handlungen wider. Typisches Merkmal der Personalisierung eines Tieres ist beispielsweise die Namensgebung. Damit wird das Tier zum Individuum, zum Subjekt, zum Adressaten von Kommunikation und Zuwendung und zu einem Mitglied der Familie mit Bedürfnissen und Rechten (vgl. *Greiffenhagen* 1991). Außerdem werden menschliche Gebräuche auf Tiere übertragen, wie Tierbestattungen, Geschenke zu Geburtstagen oder Weihnachten, oder ein individuelles Grußverhalten den Tieren gegenüber (ebd.; *Wiedenmann* 1998).

Als Auslöser derartiger Reaktions- und Verhaltensweisen ist auch das **Kindchenschema** relevant, das erstmals 1943 von *Konrad Lorenz* beschrieben wurde (vgl. *Graf* 1999; *Greiffenhagen* 1991). Demnach empfindet der Mensch ein starkes Gefühl der Hinwendung, der Fürsorge und des Schutzes zu allem, was spezielle Merkmale aufweist, wie z. B. große Augen, ein im Verhältnis zum Körper großen Kopf, pummeligen Körper oder unbeholfene Bewegungen. Derartige Reaktionen haben sich entwickelt, so *Lorenz'* These, damit Eltern in adäquater Weise auf den Anblick und die Laute des eigenen Kindes reagieren. Diese Eigenschaften sind auch bei Tieren vorhanden und lösen Gefühle von Zuwendung und Pflege aus (ebd.).

Neben diesen Merkmalen besitzt aber auch das Fell eine besondere Wirkung auf den Menschen. Das angenehme Gefühl, ein weiches Fell zu streicheln, entsteht nicht nur dann, wenn ein Tier tatsächlich berührt wird. Bereits die bloße Erwartungshaltung beim Anblick des Tieres und die Vorstellung der Berührung lösen Emotionen beim Menschen aus (vgl. *Greiffenhagen* 1991). Erklärt wird dies mit der gemeinsamen Evolutionsgeschichte. Bei der gegenseitigen Körper- bzw. Fellpflege wurden soziale Kontakte aufgebaut und gefestigt. Damit wurde Zugehörigkeit und Zusammenhalt ausgedrückt und gleichzeitig der Wunsch nach Hinwendung und Fürsorge verstärkt[41]. In der Tatsache der Du-Evidenz zwischen Mensch und Tier, die eine partnerschaftliche Beziehung ermöglicht, sieht *Greiffenhagen* die Voraussetzung für die therapeutische und alltägliche Unterstützung eines Menschen durch Tiere (ebd.).

---

[40] Erkenntnisse der Verhaltensforschung bei höher entwickelten, sozialen Tieren belegen dies (vgl. *Wiedenmann* 1998). Tiere, vor allem Hunde und Katzen, haben im Laufe ihres Zusammenlebens mit Menschen sehr differenzierte »menschengerechte« Kommunikations- und Interaktionsformen entwickelt (vgl. *Greiffenhagen* 1991).

[41] Vor allem für ältere Menschen und insbesondere für Menschen mit Demenz ist der taktile Kontakt (mit einem Tier) ein wichtiger Anreiz, da er emotionale Wärme und Zuwendung vermittelt (s. Kap. 3.5.2).

Gleichzeitig steigt die Gefahr, durch eine übertriebene Vermenschlichung der Tiere, eine pathologische Mensch-Tier-Beziehung zu entwickeln.[42]

3.2.4 Kommunikation

Menschen kommunizieren zum einen mit Tieren, zum anderen kommunizieren sie über und durch Tiere miteinander[43] (vgl. *Wiedenmann* 1998).

Um miteinander in Beziehung treten zu können, bedarf es einer kongruenten Kommunikation zwischen Mensch und Tier. Eine Erklärung der Verständigung, die den Austausch zwischen Mensch und Tier ermöglicht und ein Gefühl von Verbundenheit auslöst, bietet die von *Watzlawick*, *Beavin* und *Jackson* (1967) getroffene Unterscheidung in verbale (digitale) und nonverbale (analoge) Kommunikation.

Verbal-digitale Kommunikation bezieht sich auf den sprachlichen Anteil, auf das gesprochene oder geschriebene Wort. Menschen benutzen diese Art von Kommunikation, um Informationen über Dinge, Wissen und Inhalte weiterzugeben[44]. Digitale Kommunikation folgt den Regeln der Grammatik, Syntax und Logik (vgl. *Watzlawick* et al. In: *Olbrich* 2003c). Die Fähigkeit, verbal-digital kommunizieren zu können, bedeutet jedoch noch nicht, sich mit jedem Menschen allein über diesen Weg umfassend verständigen zu können. Gründe dafür sind regional unterschiedlich entwickelte Sprachen, die erlernt werden müssen. Verbale Sprache stößt einerseits durch ihre vielfältigen Formen an Grenzen, andererseits auch durch fehlende Kongruenz aufgrund einer möglichen Ambivalenz zwischen dem gesprochenen Wort und den tatsächlichen Gefühlen, die gesendet werden. In dieser Form der Kommunikation dominiert der Inhaltsaspekt.

Die digitale Kommunikation spielt daher in der Mensch-Tier-Beziehung eine eher untergeordnete Rolle, da sie nicht über eine gemeinsame Wortsprache verfügen. Hier dominieren vor allem nonverbale-analoge Kommunikationsformen.

Analoge Kommunikation nutzt nonverbale und lautsprachliche Elemente, wie Mimik, Gestik, Stimmmodulation, die Sprache der Augen und der Berührung. Sie ist die Sprache des Körpers. Im Gegensatz zur digitalen Kommunikation stehen die gesendeten Signale in direkter Beziehung zu dem, was dem Gegenüber mitgeteilt werden soll. Insoweit wird analoge Kommunikation als »ehrlicher« bezeichnet (ebd.). Analog wird dann »gesprochen«, wenn intensives Erleben und Bezogenheit ungebrochen ausgedrückt werden soll[45]. So ist diese Kommunikation »*die Sprache der frühen Beziehung, die schon die Mutter mit ihrem Baby gesprochen hat; ... die Sprache*

---

[42] s. Kap. 3.3

[43] Tiere gelten auch als sozialer Katalysator (s. Kap. 4.3).

[44] Neben der analogen und digitalen Kommunikation bringen *Watzlawick* et al. eine zweite Unterscheidung, die zwischen Inhalts- und Beziehungsaspekt. Digitale Kommunikation wird genutzt, um den Inhaltsaspekt mitzuteilen (vgl. *Olbrich* 2003c).

[45] Nach *Watzlawick* et al. hat analoge Kommunikation eine existenzielle Bedeutung für den Beziehungsaspekt (vgl. *Olbrich* 2003c).

der Liebenden, ... aber auch die Sprache des Kampfes, der Trauer und der Wut« (*Olbrich* 2003a:54).

Die analoge Kommunikation ist evolutionsgeschichtlich älter als die verbale Kommunikation und verläuft nach wie vor in gleicher Weise, wie schon bei den Vorfahren aus Urzeiten. Dies gilt ebenso für die Kommunikation der Menschen untereinander, wie auch zwischen Mensch und Tier. *»Die alte und relevante Form der analogen Kommunikation hat in den Lebensabschnitten, in denen Erwachsene der Welt kontrollierend gegenübertreten, eine relativ geringe Bedeutung, sie wird aber beim Ausdruck einer tiefen, rational nicht kontrollierten Beziehung relevant«* (*Olbrich* 2002:196).

Die angeborene Fähigkeit, analog zu kommunizieren, besitzt jedes Lebewesen. Darüber hinaus ist sie über das Sammeln von Erfahrungen erweiterbar. *Watzlawick* et al. betonen, die Welt der Beziehungsebene nicht hinter die der Inhaltsebene zu stellen und beiden einen zentralen Platz im menschlichen Leben einzuräumen (ebd.).

Tiere kommunizieren mit dem Menschen vorrangig analog, d. h. in der Sprache der Beziehung. Sie nehmen dabei überwiegend die vom Menschen analog gesendeten Anteile wahr und reagieren darauf.[46] Durch die geringe Relevanz sprachlicher Kommunikationsmittel in der Interaktion mit Tieren, erlangen die auf der affektiven Ebene gesendeten Informationen eine höhere Intensität. Tiere verlangen von ihrem Gegenüber eine echte und stimmige Bezogenheit, verhalten sich aber auch selbst kongruent (vgl. *Olbrich* 2003c). Dies ermöglicht essenzielle Anteilnahme und ist die Basis für das Gefühl der Verbundenheit. *Olbrich* führt weiter aus: *»Analoge Kommunikation löst im Empfänger oft die gleiche Befindlichkeit wie im Sender aus und legt den Grundstein für den implizit-erfahrungsgeleiteten Funktionsmodus«* (*Olbrich* 2004:54).

Die Relevanz, die sich daraus für Menschen mit Demenz ergibt, wird in Kapitel 3.5.2 näher erläutert.

Festzuhalten bleibt, dass es gegenwärtig keine anerkannte umfassende und einheitliche theoretische Basis zur Erklärung der besonderen Beziehung zwischen Mensch und Tier gibt. Gesichert scheint jedoch, dass die Potenziale der Mensch-Tier-Beziehung und die enge Bindung zwischen Mensch und Tier das Resultat einer gemeinsamen Evolution sind. Eine animistische Weltanschauung führt zu einem Gefühl von Verbundenheit zu Tieren und zur Natur. Tiere scheinen dabei einen prägenden Einfluss auf die Entwicklung der Persönlichkeit und des Bewusstseins des Menschen zu haben. Eine Beziehung zwischen tieferen bzw. stammesgeschichtlich älteren und höheren, d. h. stammesgeschichtlich jüngeren Schichten des Nervensystems, gilt als sicher (vgl. *Olbrich* 2003d). Dabei sind es ausschließlich die höheren Schichten der Persönlichkeit, die bewusst kognitiv verarbeiten können. Sie sind jedoch nur ein Teil der psychischen Funktionen des Menschen. Die Abstimmung dieser Schichten verläuft vor allem von unten nach oben (ebd.).

---

[46] abgesehen von erlernten Befehlen

Ein Gefühl von Verbundenheit wird darüber hinaus durch kongruente Kommunikation verstärkt, die vorrangig auf analoger Ebene, also auf der Beziehungsebene, abläuft. Tiere regen über diese nonverbalen Kommunikationsformen vorrangig die tieferen Prozesse in der Person an. In Anlehnung an *Rothackers* Schichtenlehre laufen im Menschen die Verbundenheit mit Tieren, ebenso wie deren hilfreiche Effekte, primär auf tieferen Schichten der Persönlichkeit ab und sind dadurch nur indirekt kognitiv fassbar (ebd.).

Dieser emotionale Bezug zu Tieren ist ausschlaggebend für die positiven Effekte, die beim Menschen erzielt werden können. Welche Wirkungen und Effekte sie im Einzelnen hervorrufen können, ist Gegenstand des nächsten Abschnitts.

3.3 Tiere und ihre Wirkung auf den Menschen

Die im Folgenden dargestellten, vom Tier ausgehenden positiven Effekte auf den Menschen sollen zunächst nur das Wirkungsspektrum verdeutlichen. Die wissenschaftliche Fundierung und Erklärung erfolgt in Kapitel 4, das einen Überblick über die Studienlage und die Studienergebnisse geben wird.
Des Weiteren werden positive Wirkungen im häuslichen, institutionellen und therapeutischen Kontext betrachtet. Anschließend wird die gesundheitsförderliche Wirkung der Mensch-Tier-Beziehung hergeleitet.
Um das Wirkungsgefüge der Mensch-Tier-Beziehung zu verdeutlichen, soll es in Anlehnung an *Otterstedt* (2003) in physiologische, psychologische und soziale Wirkungen unterschieden werden.

Positive **physische/physiologische Wirkungen** sind vor allem in der Stabilisierung des Herz-Kreislauf-Systems zu erkennen. Tiere können oft schon durch ihre Anwesenheit Blutdruck und Herzfrequenz senken. Körperkontakt und entspannte Interaktion führt zur Entspannung der Muskulatur. Spielen und Lachen mit Tieren bewirken biochemische Veränderungen und neuro-endokrine Wirkungen, die beispielsweise eine Verringerung des Schmerzempfindens durch Freisetzung von Beta-Endophinen erreicht. Eine intakte Mensch-Tier-Beziehung kann weiterhin zur Normalisierung von Plasmacholestorol- und Trieglyceridwerten verhelfen, so *Otterstedt*.

Eine allgemeine motorische Aktivierung und Bewegung in der Natur ermöglicht eine Verbesserung des Gesundheitsverhaltens. Unterstützt wird diese Verbesserung durch Tagesstrukturierung, Verdauungsregulierung, Muskulaturstärkung und Reduktion von Risikofaktoren.

Bestimmte Tiere können praktische und technische Unterstützung in unterschiedlichen Einsatzbereichen geben. Als Dienst- und Servicetiere[47] vermitteln sie Schutz und Sicherheit und tragen zur Arbeits- und Aufgabenerleichterung bei.

---

[47] Siehe Tab. 5 in Kapitel 3.1

Mentale und psychologische Wirkungen erreichen Tiere über kognitive Anregung und Aktivierung. *Otterstedt* ist der Meinung, dass durch die Aneignung von Wissen über Tiere und Tierhaltung das Gedächtnis angeregt wird. Austausch und Gespräche mit anderen Menschen trainieren es.

Tiere akzeptieren ihr Gegenüber, sie geben Zuneigung und Bestätigung, spenden Trost und ermuntern. Damit tragen sie zur Förderung des emotionalen Wohlbefindens bei. Darüber hinaus führen die Wertschätzung eines Tieres, die Erfahrung von Autorität und Macht, die Übernahme von Verantwortung und damit verbunden das Gefühl, gebraucht zu werden, zur Förderung eines positiven Selbstbildes, Selbstwertgefühls und Selbstbewusstseins.

Tiere können, so *Otterstedt*, Regressions-, Projektions- und Entlastungsmöglichkeiten bieten. Durch stilles Zuhören und ihr Wesen verhelfen Tiere Menschen zu affektiven Entladungen und einem offenen emotionalen Ausdruck.

Psychologische Stressreduktion, Beruhigung und Entspannung sind weitere positive Effekte. Erreicht werden sie über Wahrnehmungs- und Interpretationsveränderung von Belastung. Trost und Beruhigung aber auch Ablenkung durch das Tier tragen dazu bei.

Die Förderung von Sicherheit und Selbstsicherheit und die damit verbundene Reduktion von Angst werden von Tieren hervorgerufen und unterstützt.

Über die Erfüllung des Bedürfnisses nach Geborgenheit und Zusammensein gelingt es dem Tier, das Gefühl von Nähe und Gemeinsamkeit beim Menschen zu erzeugen, so bringt es die psychologische Wirkung von und durch soziale Integration zum Ausdruck.

Ein Zusammenspiel aus Verbundenheit, Vertrauen und Vertrautheit, sicherem Halt und emotionaler Zuwendung mit einer Umbewertung von Belastungen, aber auch Freude, Lebendigkeit und Spontanität ermöglicht eine antidepressive, antisuizidale Wirkung von Tieren auf den Menschen.

Die Förderung von Kontrolle über sich selbst und die Umwelt durch die Sensibilisierung für eigene Ressourcen, Vermittlung von Bewältigungs- und Kompetenzerfahrungen ergänzen den Bereich der psychologischen Wirkungen.

Der zentrale Effekt der **sozialen Wirkung** besteht nach *Otterstedt* in der Aufhebung von Einsamkeit und Isolation. Tiere wirken hierbei als sozialer Katalysator und Eisbrecher.[48]

Im Erleben von Beziehungen und Verbundenheit ermöglichen Tiere Nähe, Intimität und Körperkontakt. In Familien und Partnerschaften treten sie oft als Streitschlichter auf und dienen so dem Zusammenhalt.

Tiere vermitteln positive soziale Attribution. Sie lassen ihre Besitzer in einem positiven Licht erscheinen, so dass ihnen Offenheit und Sympatie entgegengebracht werden (vgl. *Otterstedt* 2003b).

Diese beschriebenen Wirkungen können einzeln oder in Kombination eintreten. Auch kann es zu wechselseitigen Beeinflussungen kommen. Das Eintreten und die Vielfalt

---

[48] Siehe Kapitel 4.3

derartiger Wirkungen ist nach *Bergler* (1997) jedoch abhängig von folgenden Bedingungen:

- **Partnerschaftliche Beziehung zu Heimtieren**
  Diese ist gekennzeichnet durch partnerschaftliches Verhalten ohne übertriebene Vermenschlichung. Der Mensch empfindet Verantwortung für die Erziehung und Pflege des eigenen Tieres. Gleichzeitig ist ihm bewusst, dass diese positive Beziehungsqualität auch mit gewissen persönlichen Nachteilen und Einschränkungen verbunden sein kann, wie etwa in der Urlaubs- und Freizeitgestaltung.
- **Soziale Akzeptanz des Heimtieres**
  Heimtiere entfalten ihre Wirksamkeit, wenn sie sich bei den Menschen wohl fühlen und ihnen in der Gemeinschaft mit Sympathie begegnet wird.
- **Beherrschbarkeit des Heimtieres**
  Tiere dürfen ihre Besitzer nicht überfordern. Fehlverhalten von Tieren können den Menschen und die Wirkungen auf ihn gefährden.
- **Artgerechte Haltung**
  Diese setzt umfassendes Wissen über das Tier und dessen Bedürfnisse voraus, die es unbedingt zu beachten und einzuhalten gilt.
- **Regelmäßige veterinärmedizinische Versorgung und Betreuung des Tieres**
  Dies beinhaltet nicht nur die erforderlichen Impfungen, sondern auch regelmäßige Tierarztbesuche, da Tiere nicht in der Lage sind, Veränderungen ihres gesundheitlichen Befindens adäquat zu artikulieren (vgl. *Bergler* 1997).

Sind die Voraussetzungen erfüllt, kann von einer intakten Mensch-Tier-Beziehung gesprochen werden. Hierbei kommen **drei Wirkungsmechanismen** für den Einfluss auf den Menschen in Betracht. Der erste Mechanismus geht von einem direkten kausalen Zusammenhang zwischen Tierbesitz und positiven Auswirkungen aus. Die Ursache für positive Effekte bei Tierbesitzern liegt demzufolge darin, dass sie ein Tier halten (vgl. *Bauer* 2001).

Ein indirekter kausaler Bezug liegt dem zweiten Mechanismus zu Grunde. Hier löst der Tierkontakt Effekte aus, die wiederum Auslöser für positive Auswirkungen auf den Menschen darstellen. So führt beispielsweise der Hundebesitz dazu, dass die Halter leichter mit anderen Menschen in Kontakt treten, woraus sich Freundschaften entwickeln können, die wiederum das soziale Netzwerk der Hundhalter verstärken (vgl. *McNicholas, Collis* 1998. In: ebd.).

Dem dritten Mechanismus liegt die Annahme zu Grunde, dass der Tierbesitz und die Gesundheit nicht kausal zusammenhängen. *McNicholas* und *Collis* gehen davon aus, dass andere Faktoren existieren, die sowohl die Neigung, Haustiere zu halten, als auch feststellbare Gesundheitsvorteile erklären (ebd.).

Im Folgenden werden die beschriebenen Wirkungen in häusliche, institutionelle und therapeutische Kontexte eingebunden und genauer betrachtet.

Im **häuslichen Umfeld** nehmen Tiere unterschiedliche Rollen, wie beispielsweise Erzieher, Motivator und Aktivator oder Eisbrecher, ein. Dabei stellen sie eine Bereicherung der Lebensqualität des Menschen dar und dienen somit seinem Wohlbefinden. Ausgewogenheit innerhalb der Tier-Mensch-Beziehung in häuslichen, familiären und sozialen Strukturen hilft dem Tier, Rollen einzunehmen und entsprechende Wirkungen zu entfalten. Tiere werden als Familienmitglieder akzeptiert und behandelt. Ihre

Bedürfnisse nach Zuneigung, Nahrung und Auslauf stellen für den Menschen ein strukturierendes Element seines Alltags dar. Sie regen zum Spielen und Lachen an, sie vermitteln Nähe und Trost, sie liefern Gesprächsthemen, können aber auch aufmerksam sein und geduldig zuhören. *Boris Levinson* spricht deshalb von einem Haustier als »*therapeutisches Element des Alltags*« (*Greiffenhagen* 1991:56).

Hier kommt eine Ambivalenz zum Ausdruck: Auf der einen Seite stellen Tiere in bestimmten Krisensituationen eine äußerst wichtige Stütze dar, da sie Stress reduzieren, beruhigen und wohltuend auf den Menschen wirken. Auf der anderen Seite kann ein Mensch seine Unfähigkeit zum normalen Kontakt zu anderen Menschen durch die Liebe zu einem Tier kompensieren (ebd.). So werden Tiere mitunter zu Partner- und Kindersatz stilisiert oder als Prestigeobjekt herangezogen. Solche als pathologisch zu bezeichnenden Züge der Mensch-Tier-Beziehung äußern sich in einer steigenden Zahl von hochneurotischen Tieren, die in ihren anerzogenen Verhaltensauffälligkeiten die psychischen Störungen ihrer Besitzer widerspiegeln (ebd.). *Greiffenhagen* beruft sich auf *Simons* (o. J.), der der Meinung ist, dass Tierliebe in diesen Fällen nur einen Ersatz für mangelnde Liebe zu anderen Menschen darstellt. Auf diese Weise werden die Betroffenen niemals genug Leidensdruck erfahren, um an sich zu arbeiten (ebd.).

Die Wirkung von Tieren im **institutionellen Kontext** beruht sowohl auf erlebten positiven Erfahrungen im häuslichen Bereich als auch auf Erlebnissen innerhalb von Institutionen. Tiere sind in der Lage, durch ihre bloße Anwesenheit körperliche Entspannung herbeizuführen. In Kombination ihrer Angst mindernden und Stress reduzierenden Wirkung einerseits und ihrer Eigenschaft als sozialer Katalysator andererseits, tragen sie eine milieuverändernde Komponente in sich. Folglich werden die Einrichtungen von den Bewohnern und Besuchern als weniger bedrohlich und bedenklich erlebt. Teilweise wurde das Umfeld als familiär und freundlich beschrieben (vgl. *Bardill, Hutchinson* 1997. In: *Bauer* 2001). Dabei können verschiedene Tierarten in unterschiedlicher Weise mit Bewohnern, Personal und Besuchern in Beziehung treten, um ihre positiven Wirkungen zu verbreiten. Eine Variante ist, Tiere, wie Ziegen, Schafe, Kaninchen oder Hühner, in Freigehegen auf dem Gelände der Einrichtung unterzubringen und von den Bewohnern eigenverantwortlich versorgen zu lassen. Außerdem können Stationstiere, wie Katzen, Hunde oder Vögel, die zusammen mit den Menschen im Wohnbereich leben, sehr hilfreich sein, aber auch persönliche, selbst mitgebrachte Tiere zeigen Wirkung.[49] Des Weiteren besitzen auch Tierbesuchsdienste, die regelmäßig die Institution besuchen, einen nachweisbaren positiven Einfluss auf den Menschen.

Bei allem Nutzen für den Menschen muss auch an dieser Stelle eindringlich auf eine artgerechte Versorgung und Haltung der Tiere hingewiesen werden. Besonders hygienische, medizinische und arbeitsschutztechnische Anforderungen und Bedingungen müssen beim Einsatz von Tieren in den verschiedenen Institutionen gewissenhaft und kontinuierlich beachtet und umgesetzt werden.

---

[49] Siehe Kapitel 4.3

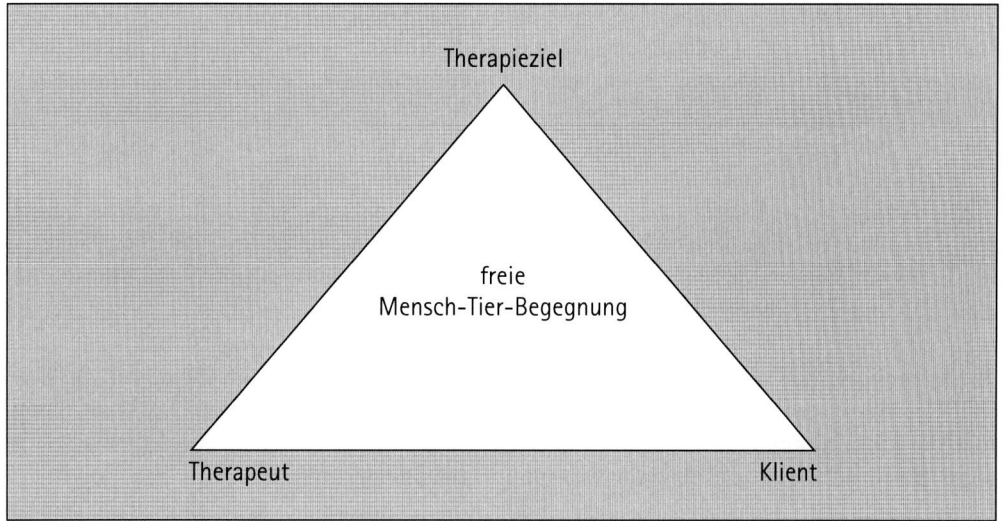

Abb. 1: Tiere im therapeutischen Konzept (*Otterstedt* 2003b, 63).

Im **therapeutischen Kontext** werden vor allem die grundlegenden Wirkungen von Tieren auf den Menschen, wie beispielsweise der Aschenputteleffekt[50] oder das Kindchenschema[51], benutzt, um weitergehende psychische Effekte beim Menschen zu initiieren. Hierbei machen sich die Therapeuten bestimmte Mechanismen, wie die Eisbrecherfunktion, Übertragungen oder Projektionen[52] zu Nutze, um darauf aufbauend zielgerichtet therapeutisch wirksam werden zu können. Während der therapeutischen Anwendung von Tieren verändern diese immer wieder ihre Rollen. So können sie, nachdem sie den Kontakt zu den Klienten aufgebaut haben, als geduldige Zuhörer zur Förderung eines positiven Selbstbildes beitragen. Über das Tier werden die Therapeuten in die Lage versetzt, positive wünschenswerte Veränderungen bei ihren Klienten zu verstärken und unerwünschte Verhaltensweisen abzubauen: »*Nicht allein das Tier, vielmehr die freie Begegnung mit dem Tier, kann beim Menschen Impulse für einen heilenden Prozess setzen*« (*Otterstedt* 2003b, 63).

---

[50] Siehe Kapitel 3.5.2

[51] Siehe Kapitel 3.2.3 sowie 3.5.2

[52] Die subjektiv wahrgenommenen Verhaltensweisen und Empfindungen des Tieres regen eine positive wie negative Selbstreflexion und Identifikation an, indem der Mensch seine eigenen positiven und negativen Werte am Tier misst und es als Vermittler benutzt. Aus diesem Vergleich heraus folgert er wiederum auf die Eigenschaften des tierischen Gegenübers. Das Tier fungiert damit zum einen als Projektionsfläche der eigenen (unterdrückten) Gefühle und Wünsche, zum anderen verweist das Tier den Menschen durch seine tatsächlich geäußerten Gefühle auf dessen (unterdrückte) Gefühle hin und bildet so einen Zugang. Das Tier wird im gewissen Sinne Spiegel des eigenen Ich (vgl. Müller 1998).

Trotz ihres außergewöhnlichen Potenzials werden und können Tiere niemals professionelle Therapeuten ersetzen. Das Tier ist Teil eines therapeutischen Konzepts und soll zielgerichtet eingesetzt werden (vgl. *Otterstedt* 2003b). Die Ziele können jedoch nur die Therapeuten in Zusammenarbeit mit den Klienten festlegen. Damit stellt das Tier eine Art therapeutisches Mittel dar (vgl. Abb. 1).

Voraussetzung für einen tiertherapeutischen Einsatz ist zum einen die Befürwortung und Eignung[53] der Klienten und zum anderen die professionell ausgebildeten, geeigneten Tiere und Therapeuten. Hinzu kommen vor allem die Bereitschaft zum Dialog und der Übergang zur Interaktion (ebd.).

Die vorangestellten Ausführungen haben das Wirkungsspektrum positiver Effekte von Tieren verdeutlicht. In den unterschiedlichen Kontexten wurden die Wirkungen im Überblick dargestellt. So konnte gezeigt werden, dass neben physiologischen vor allem psychologische und soziale Wirkungen erzielt werden können.

3.4 Die präventive und gesundheitsförderliche Wirkung von Tieren

Der therapeutische Nutzen stellt nur einen Teil des Potenzials der Tiere dar. Weitaus konstruktiver für Menschen können gesundheitsförderliche Effekte sein. Im Rahmen dieser Arbeit wird Gesundheitsförderung, in Anlehnung an *Trojan* (2001), als erweiterter Präventionsansatz auf der Ebene von Einzelpersonen verstanden. Hierbei geht es nicht mehr nur darum, Gesundheitserziehung zu betreiben, um Krankheitsrisiken zu vermeiden, sondern vielmehr um die Befähigung des Menschen, durch Vermittlung und Förderung von Kompetenzen, Gesundheitschancen durch selbstbestimmtes Handeln besser nutzen zu können (vgl. *Trojan* 2001).

Im Folgenden werden daher zunächst Prävention und Gesundheitsförderung als Möglichkeiten der Einflussnahme auf die menschliche Gesundheit vorgestellt. Darüber hinaus sollen vom Tier ausgehende Potenziale innerhalb der beiden Bereiche identifiziert werden, um sie anschließend in den Kontext der Dementenbetreuung zu übertragen.

Die **Prävention** wird im Allgemeinen als Krankheitsverhütung verstanden. Sie ist damit auf eine generelle Vermeidung eines schlechteren Zustandes ausgerichtet und umfasst alle zielgerichteten Maßnahmen und Aktivitäten, die eine gesundheitliche Schädigung verhindern, verzögern oder weniger wahrscheinlich machen (vgl. *Walter, Schwartz* 2001).

---

[53] z. B. Allergiefreiheit

Prävention lässt sich in drei Ebenen unterscheiden:

1. **Primärprävention** setzt vor dem Eintreten einer fassbaren biologischen Schädigung ein, indem eine generelle Vermeidung auslösender Ursachen (Risikofaktoren) und/ oder gesundheitsschädigenden Verhaltens angestrebt wird
2. Die **Sekundärprävention** zielt auf die Erkennung eindeutiger noch symptomloser Stadien einer Erkrankung, um diese möglichst frühzeitig, mit geeigneten Mitteln gezielt zu behandeln. Diese Ebene dient auch der Verhinderung von Wiedererkrankungen nach erfolgter Erstbehandlung
3. Bei der **Tertiärprävention** soll einer symptomatisch in Erscheinung getretenen Erkrankung begegnet werden, um Spätfolgen oder Spätschäden zu vermeiden (ebd.)

Dabei können sich präventive Maßnahmen sowohl auf das Verhalten von Individuen oder Gruppen (**Verhaltensprävention**) als auch auf Veränderungen der biologischen, sozialen oder technischen Umwelt (**Verhältnisprävention**) beziehen (vgl. *Trojan* 2001). Prävention bedeutet zusammengefasst das gezielte Vermeiden von Krankheiten bzw. Gesundheitsstörungen durch eine Reduktion von Belastungen und Risiken.
Die **Gesundheitsförderung** setzt dagegen vor allem auf die Analyse und Stärkung von Ressourcen und Potenzialen. Damit bezieht sie sich sowohl auf den einzelnen Menschen (Selbstbestimmtheit) als auch auf gesellschaftliche Ebenen.

Werden Prävention und Gesundheitsförderung einer genaueren Betrachtung unterzogen, wird deutlich, dass beide auf Gesundheit[54], ihre Erhaltung oder Wiederherstellung, ausgerichtet sind und eine möglichst große Wirkung erzielen wollen. Unterschiede werden vor allem in den Strategien und Sichtweisen deutlich. Die Prävention ist zu großen Teilen dem pathogenetischen Modell zuzuordnen. Dieses geht von der Homöostase, der Vorstellung des Menschen, er lebe in einer inneren und äußeren Stabilität, aus. Dieser stabile Zustand stellt den Normalzustand für den Menschen dar. Krankheit sei, in diesem Zusammenhang, lediglich ein unglückliches Zusammentreffen bestimmter Faktoren. Bei dieser Auffassung besteht die Gefahr, dass in verkürzter Art und Weise der Rückschluss gezogen wird, dass Gesundheit durch das Entfernen von krankmachenden Faktoren garantiert sei (vgl. *Schneider* 2002).

Die Gesundheitsförderung mit ihrer ressourcenorientierten Sichtweise ist der Salutogenese zuzuordnen. Dieses Modell beruht auf der Heterostase. Hierbei bewegt sich der Mensch innerhalb eines Kontinuums zwischen Gesundheit auf der einen und Krankheit auf der anderen Seite. Daran ist die Vorstellung von Leben geknüpft, in dem es um »*Selbsterhaltung im Ungleichgewicht ...*« geht (ebd., 21). »*Versteht man Gesundheit als dynamisches Gleichgewicht, das vom Individuum immer wieder durch Selbstorganisationsprozesse im Austausch mit der Umwelt hergestellt wird, gewinnt eine subjektive Identitätskonstruktion als Herstellungs- und Steuerungsmodus eine besondere Bedeutung*« (*Höfer* 2002:57).

---

54 im Sinne physischen, psychischen und sozialen Wohlbefindens

Die Fähigkeit zur Aufrechterhaltung und Wiederherstellung des Gleichgewichts wird von *Aaron Antonovsky*[55] dem SOC *(sence of coherence)* zugeschrieben. Er definiert es wie folgt: »*Das SOC (Kohärenzgefühl) ist eine globale Orientierung, die ausdrückt, in welchem Ausmaß man ein durchdringendes, andauerndes und dennoch dynamisches Gefühl des Vertrauens hat, dass:*

1. *die Stimuli, die sich im Verlauf des Lebens aus der inneren und äußeren Umgebung ergeben, strukturiert, vorhersehbar und erklärbar sind;*
2. *einem die Ressourcen zur Verfügung stehen, um den Anforderungen, die diese Stimuli stellen zu begegnen;*
3. *diese Anforderungen Herausforderungen sind, die Anstrengungen und Engagement lohnen*« (*Antonovsky* 1997:36).

Hierin werden die drei zentralen Komponenten des SOC deutlich, die *Antonovsky* **Verstehbarkeit** (*sence of comprehensibility*), **Handhabbarkeit** (*sence of manageability*) und **Bedeutsamkeit**[56] (*sence of meaningfulness*) nannte (ebd.). Letzt genanntes ist für *Antonovsky* von höchster Relevanz. Er bezeichnet sie als: »*Ausmaß, in dem man das Leben emotional als sinnvoll empfindet: dass wenigstens einige der vom Leben gestellten Probleme und Anforderungen es wert sind, dass man Energie in sie investiert, dass man sich für sie einsetzt und sich ihnen verpflichtet, dass sie eher willkommene Herausforderungen sind als Lasten, die man gerne los wäre*« (*Antonovsky* 1997:35f).

Stellt die Gesundheitsförderung also einen erweiterten Präventionsansatz dar, profitiert davon zugleich das zentrale Element der präventiven Bemühungen, die Verhältnisprävention, durch die Spektrenerweiterung im Sinne der Ressourcenorientierung. Denn damit erweitern sich die Interventionsziele zum strukturellen Schutz vor Krankheitsrisiken erheblich (vgl. *Trojan* 2001).

Letztendlich steht der Ausbau und die Weiterentwicklung aller Mittel und Möglichkeiten zur Verbesserung der Lebensqualität, im Sinne von Vergrößerung der Chancen für physisches, psychisches und soziales Wohlbefinden, für alle Menschen im Zentrum. Dabei sollte keine Trennung zwischen der Bekämpfung von Krankheitsrisiken auf der einen Seite und der gesundheitsförderlichen Gestaltung von Lebens- und Umweltbedingungen auf der anderen Seite vorgenommen werden. Beide Ansätze sollten als sich gegenseitig ergänzend angesehen werden (ebd.). Um die nützlichen Potenziale jedoch eindeutig identifizieren zu können, werden im Folgenden die präventiven und gesundheitsförderlichen Wirkungen separat dargestellt.

Beim Versuch der Systematisierung bzw. Ordnung der präventiven Wirkung von Tieren auf den Menschen (siehe Tab. 7) ist auffällig, dass sie im Rahmen des pathogenetischen Risikofaktorenmodells auf allen Ebenen Einflüsse aufweisen. Lediglich die Intensität bzw. Kombination der unterschiedlichen Wirkungen sind individuell auf die Ebenen anzupassen. Dabei obliegt es den Therapeuten, eine optimale individuelle Auswahl vorzunehmen, sobald ein Tier im therapeutischen Kontext[57] eingesetzt wird.

---

[55] Medizinsoziologe und Stressforscher, Begründer der Salutogenese
[56] häufig auch mit Sinnhaftigkeit übersetzt
[57] Grundlage bildet die Definition von AAT

Tabelle 7: Systematisierung der präventiven Potenziale.

Präventions-ebene	Wirkungsgefüge	Wirkung
Primär-/ Sekundär-/ Tertiär-prävention	physisch	• Herzkreislaufsystem stabilisierend • aktivierend/Bewegung • entspannend

	psychisch	• kognitives Training
		• Stress reduzierend
		• Förderung von:
		  – emotionalem Wohlbefinden
		  – positivem Selbstbild, Selbstwertgefühl, Selbstbewusstsein
		• antidepressiv, antisuizidal

	sozial	• Eisbrecher, sozialer Katalysator • interaktions-, kommunikationsfördernd • positive soziale Attribution

Hier kann es sein, dass unterschiedliche Klienten die gleiche Art und Weise tierge-stützter Intervention erfahren, wobei aber jeweils unterschiedliche Wirkungen her-vorgerufen werden.

Dieses Phänomen sei an einem Beispiel verdeutlicht: Die Wirkung auf das Herz-Kreislauf-System besteht im Wesentlichen in einer Reduktion des Blutdrucks und einer Senkung der Herzfrequenz.[58] Auslösendes Moment kann das einfache Beob-achten, aber auch der körperliche Kontakt zum Tier sein. Dabei sind weitere positive Einflüsse, wie beispielsweise Entspannung oder neuro-endokrine Sekretion, erst ein-mal ausgeklammert. Diese visuelle und taktile Wahrnehmung hat den beschriebenen körperlichen Effekt bereits vor dem Auftreten erster Symptome, wie auch auf eine beginnende Symptomatik sowie während einer manifestierten Erkrankung. Dies lässt die Vermutung zu, dass eine präventive Wirkung von Tieren im Rahmen des Risiko-faktorenmodells von enormer medizinischer, therapeutischer, aber auch pflegerischen Bedeutung ist.[59]

Eine Systematisierung der vom Tier ausgehenden positiven Effekte im Rahmen der Salutogenese ist nur im Zusammenhang mit dem Konzept des Kohärenzgefühls mög-lich. Nach *Antonovsky* stellt es das zentrale salutogene Steuerungs- und Organisa-tionsprinzip des Menschen dar. Dadurch wird der Mensch in die Lage versetzt, fle-xibel auf Anforderungen einzugehen und auf Belastungen zu reagieren.

Auf der Grundlage individueller Erfahrungen und der Einschätzung der Situation nach Verstehbarkeit, Bedeutsamkeit und Handhabbarkeit werden wirksam erschei-nende Ressourcen ausgewählt und geeignete Strategien entwickelt, um die Anforde-

---

[58] Siehe Kapitel 4.2
[59] Siehe Kapitel 4.2 (Tab. 14–15)

rung erfolgreich zu beherrschen. *Antonovsky* sieht im Kohärenzgefühl eine Handlungsorientierung, die nicht nur pathogene Wirkungen externer oder interner Anforderungen neutralisiert oder reduziert, sondern Selbststeuerungs- und Regulierungsprozesse mobilisiert, die die Gesundheit des Individuums sogar fördern (vgl. *Höfer* 2002). Die Annahme, dass Kohärenzgefühl sei eine stabile Persönlichkeitseigenschaft, die vorrangig vor dem Abschluss der Adoleszenz entwickelt wird anschließend nur noch unter bestimmten Bedingungen beeinflussbar ist, geht ebenfalls auf *Antonovsky* zurück (ebd.).

Dieser Ansicht ist jedoch nach dem gegenwärtigen Stand der Forschung nicht mehr uneingeschränkt zuzustimmen. Aktuelle Meinungen gehen davon aus, dass der SOC auch im Laufe des Lebens stärker als bisher angenommen beeinflussbar ist. *Höfer* sieht das Kohärenzgefühl als »*Potenzial, das einer Person zur Verfügung steht und das durch die Erfahrungen aus der Lebenswelt »permanent« restabilisiert wird*« (*Höfer* 2002:66).

Geyer führt weiter aus: »*Erfahrungen situativer Kontrollierbarkeit und die Möglichkeit, bestimmte Ergebnisse und Konsequenzen zu antizipieren, seien wesentliche Entwicklungsbedingungen für einen starken SOC*« (*Geyer* 2002:77). Er sieht in diesem Zusammenhang drei Dimensionen für die SOC-Entwicklung. Dabei kommt der Lebenserfahrung eine zentrale Rolle zu. Ein starker SOC prägt sich aus, so *Geyer* in Anlehnung an *Antonovsky*, wenn die »*individuellen Lebenserfahrungen gekennzeichnet sind durch 1) Widerspruchsfreiheit, 2) Anforderungen, die angesichts der verfügbaren Ressourcen als angemessen erscheinen und weder durch Unter- noch Überforderung gekennzeichnet sind, und 3) die Möglichkeit der Einflussnahme auf die Gestaltung zentraler Bereiche des eigenen Lebens*« (*Geyer* 2002:77).

In diesem Gefüge aus Lebenserfahrung und den Dimensionen der SOC Entwicklung, können Tiere ihre gesundheitsförderliche Wirkung entfalten. *Greiffenhagen* betont: »*Wer als Kind mit einem Tier aufwuchs, profitiert auch als erwachsener, vor allem als älterer Mensch von der heilsamen Wirkung der Tiere (...), wer als Kind niemals Kontakt zu einem Tier fand, dem bleibt es in der Regel das ganze Leben lang fremd*« (*Greiffenhagen* 1991:63).

Daraus lässt sich ein gewisser Einfluss von Tieren auf die Ausprägung des individuellen SOC ableiten. Die positive Wirkung von Tieren ist jedoch nicht auf ein bestimmtes Lebensalter bzw. einen Lebensabschnitt begrenzt, vielmehr begleitet und prägt die Beziehung zwischen Mensch und Tier den gesamten individuellen Lebensprozess sehr wirkungsvoll. So lässt sich vermuten, dass Tiere eine Art Ressource darstellen. Sie besitzen die Fähigkeit, über ihre Wirkung auf den Menschen diesen in seiner Identitäts- und Verhaltensentwicklung positiv zu beeinflussen und bieten ihm gleichzeitig die Möglichkeit, mit ihrer Hilfe Herausforderungen erfolgreich zu bewältigen.

Dieses Phänomen unterstreicht im Zusammenhang mit *Geyers* Dimensionen der SOC-Entwicklung, die zweifellos in der Mensch-Tier-Beziehung zum Tragen kommen, die gesundheitsförderlichen, positiven Potenziale der Tiere für den Menschen.

Tabelle 8: Zusammenhang zwischen Lebensphasen und den durch Tiere ausgelösten Effekten.

Lebensphase		Effekte von Tieren	Wirkungen
Kleinkind	• Wahrnehmung der Umwelt • Erziehung • Lernen • Identitätsentwicklung	• Wahrnehmung der Verbundenheit mit der Natur • vorrangig taktile, visuelle Reize	• Stärkung des Immunsystems durch Anwesenheit • als potenzieller Überträger von Mikroorganismen • Mittler und Brücke zwischen Kind und seiner Welt
Kindheit	• Erziehung • Lernen • Spiel/Spaß • Identitätsentwicklung	• sozialer Katalysator, Eisbrecher • nonverbale Kommunikation • Verantwortungsübernahme	• vermitteln soziale Kompetenz • vermitteln Empathie • regen Fantasie und Erlebniswelt an • soziale Integration • sozial-emotionaler Austausch
Jugend	• Erziehung • Zurrechtfinden • Lernen • Lehre und Übergang ins Berufsleben • Spiel/Spaß • Identitätsentwicklung • Orientierung	• sozialer Katalysator, Eisbrecher • nonverbale Kommunikation • Verantwortungsübernahme • Aschenputteleffekt Tier als Vertrauter/Zuhörer	• vermitteln soziale Kompetenz • vermitteln Empathie • soziale Integration • sozial-emotionaler Austausch • Problembewältigung, Stressreduktion, Entspannung • identitätsfördernd • selbstsicherheitsfördernd → Das Tier fördert ohne Überforderung auf allen Ebenen des Wirkungsgefüges
Der Beitrag von Tieren zur Entwicklung des SOC in der Kindheit und Jugend ergibt sich einerseits aus ihrer Kommunikation, die primär widerspruchsfrei ist. Andererseits sind sie in der Lage, zu fordern, ohne zu überfordern. Damit stellen sie per se ein exemplarisches Beispiel für die Beeinflussbarkeit zentraler Lebensbereiche dar.			
Erwachsen	• Bewältigung des Alltags und der Anforderungen im Beruf	• Kindchenschema • Aschenputteleffekt • Humor • strukturierend • Halt gebend • Bewältigungsmedium	• gesamtes Wirkungsspektrum auf allen Ebenen (siehe Kapitel 3.3)
Alter	• Neuorientierung • Reorganisation • Identitätssicherung	• Erinnerungsauslöser • Aktivator • Motivator • Milieu beeinflussend • Bewältigungsmedium • Kindchenschema • Aschenputteleffekt • Humor • strukturierend, Halt gebend, sinnstiftend • integrierend (sozial)	• gesamtes Wirkungsspektrum auf allen Ebenen • auslösendes Moment für Ressourcenaktivierung • SOC stabilisierend • stellen selbst eine Ressource dar (siehe Kapitel 3.3)

Tabelle 8 zeigt den Zusammenhang zwischen Lebensphasen, denen von Tieren ausgehenden Effekten und damit verbundenen Wirkungen, ohne dabei einen Anspruch auf Vollständigkeit zu erheben.

Literatur und Forschung zur tiergestützten Therapie und tiergestützten Aktivitäten konzentrieren sich gegenwärtig auf die positive Auswirkung auf Kinder und Jugendliche. Zunehmend rücken aber auch alte Menschen ins Blickfeld. Es wurde erkannt, dass Tiere wichtige Bedürfnisse alter Menschen, wie beispielsweise nach Nähe, Zuneigung, Liebe, positiver Zuwendung, sinnvoller Aufgaben- und Tagesstrukturierung oder nach Kontakt, erfüllen. Diese sind im Alltag der Betroffenen immer schwieriger zu realisieren.

Was für die Bedürfnisbefriedigung alter Menschen allgemein gilt, erhält für Menschen mit Demenz eine besondere Bedeutung, da diese aufgrund ihrer Erkrankung noch mehr von Einschränkungen und Isolation bedroht sind. Die Übertragung der Kenntnisse um die positiven Wirkungen von Tieren auf Menschen mit Demenz erhielt bisher nur vereinzelt Beachtung, obwohl das Interesse, geeignete Verfahren und Vorgehensweisen zu finden, um die wachsenden Herausforderungen zu bewältigen gerade in Pflegeinstitutionen hoch ist.
Im nächsten Kapitel soll daher die Bedeutung von Tieren auf demenziell erkrankte Heimbewohner aufgeführt werden.

3.5 Die Bedeutung von Tieren für Menschen mit Demenz

Der Mensch erschließt sich die Welt über seine Sinne. Indem er sieht, hört, riecht, schmeckt und fühlt, tritt er mit ihr in Kontakt. Hierin eröffnen sich Chancen, die Tiere insbesondere für demenzerkrankte Menschen bieten.

Wenn »normale« Kommunikation an ihre Grenzen stößt, Professionelle und Angehörige keinen Zugang mehr zu den Betroffenen finden, die scheinbar in ihrer eigenen Welt versunken sind, Therapiemöglichkeiten nicht weit genug greifen, scheinen Tiere jedoch häufig in der Lage zu sein, Kontakt zu den Betroffenen zu finden.

Dieser Arbeit liegt daher folgende Hypothese zugrunde:

> Tiere bieten die Möglichkeit, über die Ansprache aller menschlichen Sinne Kontaktprozesse zu initiieren, die sich wiederum positiv auf den gesundheitlichen, kognitiven, sozialen und emotionalen Status demenziell erkrankter Menschen auswirkten. Dadurch eröffnet sich die Chance für Pflegende, mit Hilfe von Tieren intensiver mit den Betroffenen in Interaktion treten zu können.

Ziel dieses Abschnittes ist es, diese Hypothese zu überprüfen. Zunächst werden die Situation demenziell erkrankter Menschen im Heim und deren Bedürfnisse kurz umrissen, um dann die Wirkung von Tieren und die sich daraus ergebenden Chancen tiergestützter Interventionen[60] für die Betroffenen abzuleiten. Anschließend erfolgt unter Bezugnahme der Ausführungen von Kapitel 2.3 eine Gegenüberstellung mit den etablierten, nicht medikamentösen, therapeutischen Interventionen bei Demenz.

3.5.1 Bedürfnisse und Situation demenziell erkrankter Menschen im Heim

Die steigende Zahl demenziell erkrankter Menschen sowie die gesellschaftliche Entwicklung, die zu einer Abnahme des familiären Pflegepotenzials führt, wurden bereits hinreichend beschrieben. Diese Tendenz verdeutlicht die Brisanz der Suche nach einer adäquaten Begleitung, Betreuung und Pflege der Betroffenen. Da ein Heimeintritt häufig erst erfolgt, wenn die kognitiven, aber vor allem die nicht kognitiven Symptomatiken zunehmen, leben in stationären Einrichtungen gerade Menschen in mittelschweren und schweren Demenzstadien.

Der Übertritt in ein Heim stellt eine Zäsur im Leben dar, da alle bisher bekannten Bezüge einer Veränderung unterzogen werden. Die vertraute Wohnumgebung muss verlassen werden: »*Das Heim wird zur absoluten Umwelt und zur zentralen zwischenmenschlichen Begegnungsstätte*« (*Klare* 2003:319).

Aufgrund der totalen Fremdversorgung durch das Heimpersonal und der Unterordnung unter die Regeln des Hauses, ist der Verlust eigenständiger Aktivitäten und Funktionen aus dem einst gewohnten Tages- und Freizeitablauf zu beobachten. Soziale Bezüge, wie Familie, Freunde, Nachbarn oder die Gemeinde, verändern sich oder gehen verloren. Der Kontakt beschränkt sich hauptsächlich auf das Pflegepersonal. Dieses ist den Betroffenen jedoch fremd. *Olbrich* spricht in diesem Zusammenhang von einem geschäftigen Nebeneinander und Funktionieren zwischen Bewohnern und Personal, dass gelebt wird, und weniger von wirklichen Beziehungen im Sinne einer sozial-emotionalen Bezogenheit (vgl. *Olbrich* 2005. In: *Jonas* 2005b). Es entsteht ein Gefühl der Entwurzelung und des Fremdseins. Nicht selten werden dadurch demenzielle Symptome verstärkt. Über- und Unterforderung wechseln sich ab und führen dazu, dass sich viele Bewohner noch mehr in sich und ihre Welt zurückziehen und isolieren.

Pflege und Betreuung demenziell erkrankter Menschen stellen eine große Herausforderung dar. Aufgrund der kognitiven Einschränkungen besteht die größte Schwierigkeit

---

[60] Unter Intervention werden im Rahmen dieser Arbeit alle Maßnahmen verstanden, die zur Beeinflussung des Verhaltens und Erlebens von Einzelpersonen und Gruppen unternommen werden und auf eine Förderung des physischen, psychischen und sozialen Wohlbefindens abzielen (vgl. Lehr 1979). Diese Bezeichnung tiergestützte Intervention ist ein Versuch die große Schnittmenge von AAA und AAT zu erfassen. Im Bereich der Begleitung und Betreuung demenziell Erkrankter sollen nicht nur Therapeuten sondern auch Pflegende den Einsatz von Tieren zielgerichtet und geplant gestalten sowie regelmäßig reflektierten (siehe AAT). Die Anwesenheit von Tieren ermöglicht eine professionelle Integration in den Alltag, gewährleistet aber auch ungezwungene und spontane gemeinsame Begegnungen und Aktivitäten zwischen Mensch und Tier (siehe AAA).

häufig darin, adäquat mit den Betroffenen zu kommunizieren, zu interagieren, um so mit ihnen in Beziehung treten zu können. Dies führt auf beiden Seiten zu Frustration.

Eine dementengerechte Betreuung muss über eine rein körperliche Versorgung hinausgehen und auf den Erhalt und die Förderung von Lebensqualität[61] und Wohlbefinden[62] ausgerichtet sein. Das Erkennen, das Eingehen und die Erfüllung von individuellen Wünschen und Bedürfnissen spielen dabei eine entscheidende Rolle.

Bisher gibt es nur wenige Untersuchungen über die subjektive Erlebniswelt von Demenzkranken (vgl. *Re* 2003). Anzunehmen ist, das demenziell erkrankte Menschen, deren Gefühlserleben nachweislich bis ins späte Krankheitsstadium nahezu uneingeschränkt erhalten bleibt, mit ihren Wünschen und Bedürfnissen in zahlreichen Situationen in Konflikt geraten, da sie diese nicht adäquat verbal mitteilen können. Frustration, Unzufriedenheit und nicht selten auch Aggression sind die Folge.

Die Alzheimer Gesellschaft Bochum e.V. führte bei 40 demenziell Erkrankten eine qualitative Untersuchung zur subjektiven Lebensqualität durch, in der sie mittels spezieller Interviews die Wünsche, Bedürfnisse und Erwartungen der Betroffenen erfragte[63] (vgl. *Niebuhr* 2004). Die Mehrheit der Befragten lebte noch im häuslichen Umfeld. Es wurde festgestellt, dass die wichtigsten Bedürfnisse, die nach sozialer Bindung und Kommunikation sind, d. h. die Zugehörigkeit, der soziale Kontakt, Nähe, Zuneigung, das Vertrauen zu anderen. Der Wunsch, das Leben weitestgehend »normal« weiterzuführen, am gesellschaftlichen und sozialen Leben teilzunehmen, nicht ausgegrenzt zu werden, dazuzugehören, Aufgaben zu übernehmen, Selbstständigkeit und Kompetenz zu erfahren, weitestgehend mobil zu sein und frei in eigenen Entscheidungen zu bleiben, wurden als zentrale Anliegen in vielfältiger Weise zum Ausdruck gebracht. Zentrales Anliegen war es darüber hinaus, Anerkennung, Lob und Selbstbestätigung von der Umwelt zu erhalten. Biografische Symbole, die derartige Leistungen belegen, waren von großer emotionaler Bedeutung für die Betroffenen. Des Weiteren wurde festgestellt, dass gerade bei mittelschwerer bis schwerer Demenz ein ausgeprägtes Interesse und Bedürfnis *»in den Bereichen Fein- und Grobmotorik (...) sowie die Suche nach körperlicher Nähe und Körperkontakt«* (*Niebuhr* 2004: 43) bestand. Dieses extreme Interesse im motorischen Bereich äußerte sich, so die Beobachter, vor allem im ständigen Suchen und Kramen in Schränken oder Schubladen und kann als Hinweis für Beschäftigungsimpulse gedeutet werden. Ein Großteil der Betroffenen, insbesondere im fortgeschrittenen Stadium, zeigte ein großes Verlangen nach taktilen Reizen. Auch das sinnliche Genießen von Lieblingsspeisen, Süßigkeiten

---

[61] Lebensqualität wird im Kontext dieser Arbeit, in Anlehnung an Mayring, als ein Zusammenspiel aus subjektivem Wohlbefinden und positiven Lebensbedingungen verstanden (vgl. Mayring 1991. In: Coester 2004).

[62] Wohlbefinden wird im Rahmen dieser Arbeit, in Anlehnung an Frank, als ein Teil des Lebensqualitätkonzeptes verstanden. Psychisches und körperliches Wohlbefinden werden dabei als subjektive Phänomene gesehen, die sich gegenseitig beeinflussen (vgl. Frank 1994. In: Coester 2004).

[63] Von den insgesamt 40 Interviews konnten nur 25 vollständig transkribiert werden, da nicht alle Interviews aufgrund des reduzierten Sprachvermögens im Sinne einer Bedürfnisanalyse verwertbar waren.

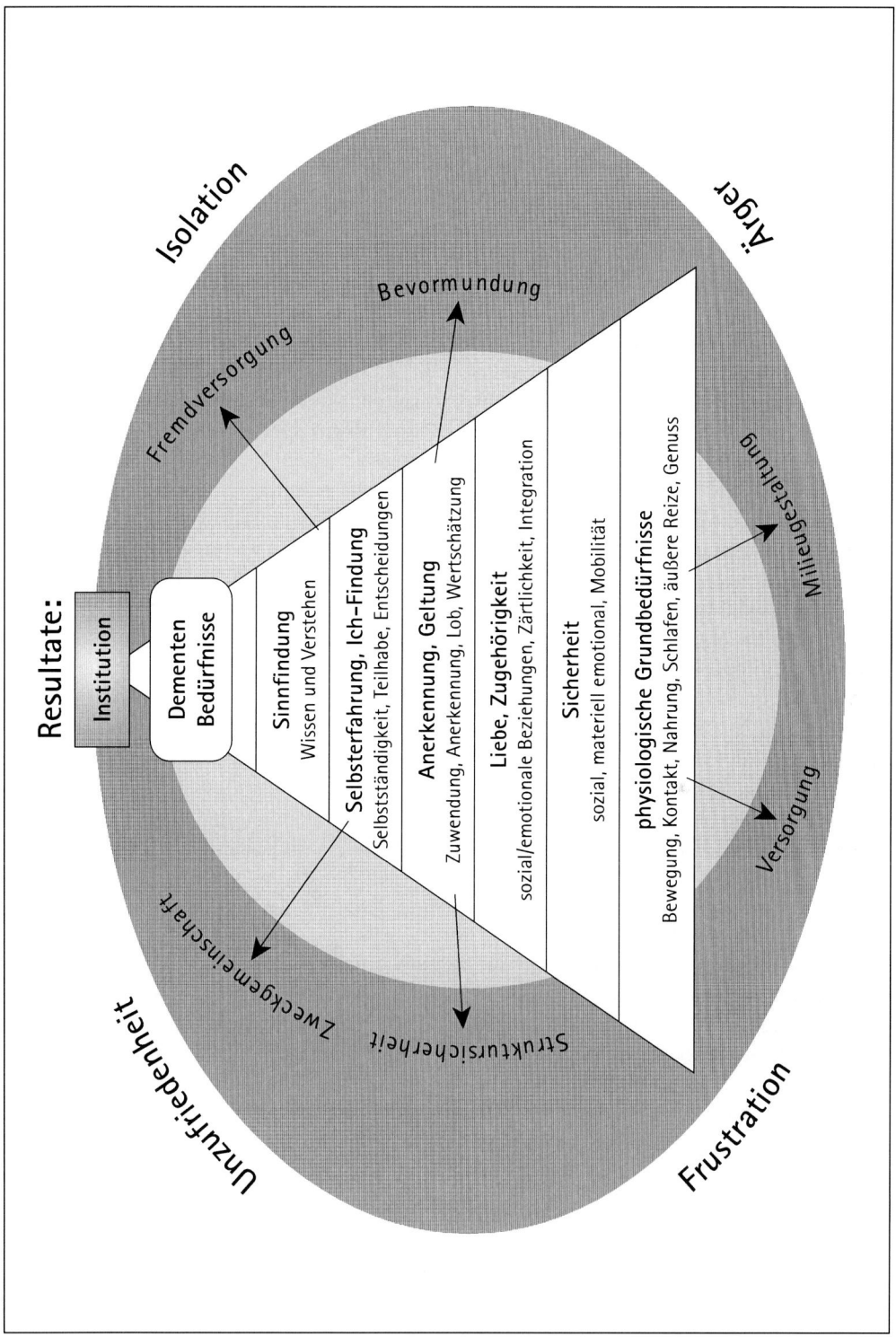

Abb. 2: Bedürfnisse und Institution (eigene Ausarbeitung in Anlehnung an Maslow
und die Ergebnisse der Untersuchung der Alzheimer Gesellschaft e.V. 2004).

oder Tabak wurde von den Befragten als entscheidend für die Lebensqualität erachtet (ebd.).

Derartige Bedürfnisse decken sich mit den Beschreibungen *Kitwoods*. Nach *Kitwood* ist Liebe das umfassendste Bedürfnis, in dem sich alle anderen Bedürfnisse wie Trost, primäre Bindung und damit das Gefühl von Sicherheit, der Wunsch nach Einbeziehung, Beschäftigung und Identität vereinen. Alle Bedürfnisse sind dabei stark miteinander verbunden (vgl. *Kitwood* 2000).

Unter Beachtung der *Maslowschen* Bedürfnispyramide wird deutlich, dass sich die Wünsche und Bedürfnisse demenziell erkrankter Menschen nicht von denen anderer Menschen unterscheiden (vgl. *Maslow* 1981). Es zeigen sich jedoch aufgrund begrenzter Interaktionsmöglichkeiten zwischen Personal, Angehörigen und dem Demenzerkrankten in jedem Bereich Schwierigkeiten, diese zu erfüllen. Abbildung 2 verdeutlicht die Diskrepanz zwischen den Bedürfnissen Demenzerkrankter und den allgemeinen Angeboten pflegerischer Einrichtungen.

Die Heterogenität der in Deutschland existierenden Pflegeeinrichtungen lässt auf keinen Fall verallgemeinernde Aussagen zu. Hierzulande bleibt es im Wesentlichen dem Einrichtungsträger überlassen, die Versorgung von Dementen zu optimieren (*Klie* 2005). Die Abbildung zeigt jedoch zentrale Gefahren, wenn die Bedürfnisse der Bewohner, gerade auch der demenziell Erkrankten, nicht auf Angebote seitens der Institution treffen. Der Versorgungslage von Menschen mit Demenz wurde gerade in den vergangenen Jahren mehr Aufmerksamkeit entgegengebracht, jedoch lässt sie sich keineswegs als befriedigend bezeichnen (ebd.) An dieser Stelle stellt sich daher die Frage, inwieweit Tiere in der Lage sind, das Angebot zu erweitern bzw. zu optimieren, um die Bedürfnisse der Betroffenen adäquat zu befriedigen.

3.5.2 Tiere und demenziell Erkrankte – Zum Verständnis einer hilfreichen Beziehung

Demenzielle Erkrankungen führen, wie bereits erwähnt, vorrangig in den höheren Zentren des Gehirns, in denen bewusste und kontrollierende Prozesse ablaufen, zu Beeinträchtigungen. In *Epsteins* Terminologie betreffen sie demnach den explizit-kognitiven Funktionsmodus, in dem unter anderem wortsprachliche Prozesse und rational-analytische Denkprozesse lokalisiert sind. Prozesse, die auf den tieferen Schichten ablaufen, in denen die Gefühle verankert sind, die also den implizit-erfahrungs-geleiteten Funktionsmodus betreffen, bleiben lange Zeit erhalten.

Beachtung finden in diesem Zusammenhang die Erkenntnisse *Rothackers*, dass Vorgänge in den tieferen Schichten auch ohne Beteiligung der höheren Schichten ablaufen können. Diese These wird mittlerweile auch von Forschungsergebnissen aus der Neurologie gestützt. Hinzu kommt die Erkenntnis, dass die tieferen Schichten evolutionsgeschichtlich gesehen älter sind.

Übertragen auf demenziell Erkrankte bedeutet dies, dass ihnen trotz des zunehmenden Verlustes des expliziten Gedächtnisses und der bewussten Regulation und Kontrolle ihres Verhaltens und ihrer Umwelt, dennoch ihre Gefühle sowie ein essenzieller Bereich der Verständigung – der nonverbale Anteil – zugänglich bleiben. Kontaktprozesse sind demnach auf den tiefen Ebenen möglich und können von den Betroffenen auch auf dieser emotionalen Ebene beantwortet werden. Die Basis dafür bildet jedoch eine emotionale Bindung und eine kongruente Kommunikation.

Was bedeuten diese Erkenntnisse für den Einsatz von Tieren?
Dass zwischen Mensch und Tier aufgrund der gemeinsamen Evolution eine grundlegende Bindung besteht, die Kontaktprozesse möglich macht, wurde in Kapitel 3.2 ausführlich beschrieben. In der Interaktion zwischen Mensch und Tier regen Tiere vornehmlich den implizit-erfahrungsgeleiteten Funktionsmodus, das heißt die tieferen Schichten einer Person an. Die Gefühlsebene ist demnach der Ort, an dem die Kommunikations- und Interaktionsprozesse zwischen demenziell Erkrankten und Tieren ablaufen. Dies bedarf keiner verbalen Sprache. Tiere nehmen überwiegend die analogen Anteile der Kommunikation wahr, also jene Anteile, die auch bei fortgeschrittener Erkrankung weitestgehend unbeeinträchtigt bleiben, und reagieren ebenfalls analog darauf. Die in der Praxis zu beobachtende Hinwendung Demenzkranker zu Tieren[64] lässt sich damit begründen, dass die vornehmlich auf verbaler Verständigung beruhenden Interaktionen zwischen Betroffenen und Personal aufgrund der beschriebenen Defizite als leidvoll und unverständlich erfahren werden. Eine derartige zwischenmenschliche »Inkommunikativität« lässt das Tier als geeigneteren Ansprechpartner erscheinen.

Tiere stört es nicht, wenn Betroffene immer wieder dieselben Dinge erzählen, wenn Worte unverständlich sind oder keinen Sinn ergeben. Sie »hören zu«, indem sie auf die nonverbalen Signale reagieren. Hierin scheint die Erklärung für die Empfindung zu liegen, dass Tiere menschliche Gefühle intuitiv zu verstehen scheinen und durch ihre Zuneigung Mitgefühl zeigen. Demenziell Erkrankte können sich so angenommen und verstanden fühlen.

Ein Tier reflektiert und urteilt nicht, es identifiziert sich nicht mit den Schwächen und Problemen des Gegenübers. Es kann so unvoreingenommen nah sein und schwierige Situationen aushalten (vgl. *Olbrich* 2005. In: *Jonas* 2005b). Angehörige und Pflegende dagegen wissen um die Situation und die Problematik des Kranken und identifizieren sich in gewissem Maße damit, was wiederum zu Abwehrmechanismen führt. *Olbrich*: »*Trotz allem Respekt, den Menschen gegenüber Leidenden bekunden, trotz guter Intentionen, sich ihnen zuzuwenden und trotz aller Bestrebungen, Menschen mit schweren Behinderungen oder pflegebedürftige alte Menschen hochzuschätzen, spüren wir eine gewisse Aversion, wenn wir real und über lange Zeit mit ihnen zusammenkommen, ja, unsere bewussten Bestrebungen, ihnen zu helfen, werden leicht in Zweifel gestellt und unsere Effektivität im Umgang mit Leid oder Behinderung lässt nach. Wir vermeiden die offene Kommunikation, wir reduzieren den*

---

[64] auch zu Stofftieren oder Puppen

Kontakt und sind uns unseres betroffenen, oft entmutigenden non-verbalen Verhaltens oft gar nicht bewusst (Olbrich 2002:204).

Eine kongruente Kommunikation wird durch derartige Abwehrmechanismen erschwert, da die unbewusst gesendeten nonverbalen Signale nicht den gesprochenen Worten entsprechen. Da demenziell erkrankte Menschen das »Wie« des Gesagten aber sehr gut verstehen, kommt es auf der Beziehungsebene zu Störungen. Bedürfnisse nach emotionaler Nähe, Zuwendung und Kontakt bleiben somit unbefriedigt.

Tiere besitzen derartige Abwehrmechanismen nicht. Die fehlende kognitive Bewertung erleichtert ihnen die Begegnung mit demenziell Erkrankten. Unabhängig von Aussehen, körperlichen oder geistigen Fähigkeiten des Gegenübers suchen sie physischen Kontakt und zeigen ihre Zuneigung. Für das Tier ist das Gegenüber vollkommen und bleibt Freund und Begleiter. Wichtig sind für das Tier allein die Signale und Angebote der Zuneigung, die vom menschlichen Gegenüber gemacht werden. Die so erfahrene, bedingungslose Nähe und Zuwendung vermittelt den Betroffenen das Gefühl von Bedeutsamkeit, stärkt ihr Selbstbewusstsein und die eigene Identität. Wissenschaftler nennen dieses Phänomen **Aschenputteleffekt** (vgl. *Vogt* 2004; *Olbrich* 2002).

Durch Schwanzwedeln, Schnurren, Entgegenlaufen, Anschmiegen, Anstupsen und vielfältige andere Ausdrucksformen äußern Tiere ihr Wohlbefinden und ihre Zuneigung. Diese nonverbale, instinktive und archaische Kommunikation zwischen Tieren und Demenzkranken, die nahen Körperkontakt, wie beispielsweise Streicheln, Küssen, Umarmen oder Kuscheln, zulässt, schafft Vertrautheit, Zuneigung, emotionale Wärme und Bindung. Berührung als »fühlbare Sprache« ist dabei wichtiges Element (vgl. *Olbrich* 2002). Zum einen wird *»die Hand, die streichelt ... im Kontakt mit dem Fell auch selber gestreichelt«* (*Otterstedt* 2003c:95); zum anderen werden die genannten Reaktionen des Tieres als positive Bejahung der engen emotionalen Beziehung gesehen.[65] Tiere erfüllen so den Wunsch nach Sinnlichkeit und den Austausch von Zärtlichkeiten – Wünsche, die meist im Alter häufig unbefriedigt bleiben. Grund dafür ist die weitestgehende Tabuisierung hinsichtlich offen geäußerter Bedürfnisse nach Nähe und Intimität. Dies betrifft vor allem die Männer. Der taktile Kontakt mit Tieren dagegen ist als Quelle unschuldigen, sexuell unbehafteten Austausches von Zärtlichkeiten gesellschaftlich akzeptiert (vgl. *Greiffenhagen* 1991). *Greiffenhagen* betont in diesem Zusammenhang die besondere Bedeutung von Tieren für ältere Männer (ebd.).

---

[65] Hierin liegt auch der Unterschied zu Stofftieren, die häufig in der Altenpflege eingesetzt werden. Sie können zwar das Bedürfnis nach taktilem Kontakt und zum Teil auch emotionale Bedürfnisse befriedigen, sind aber leblos, geruchslos, atmen nicht und reagieren nicht (vgl. Otterstedt 2003b). Ihnen fehlen somit wichtige Kontakt- und Dialogangebote an die menschlichen Sinne, die eine wirkliche emotionale Beziehung mit positiven kognitiven, sozialen, emotionalen und letztlich gesundheitsförderlichen Auswirkungen möglich macht.

Taktile Reize spielen, wie bereits in Kapitel 3.5.1 erwähnt, gerade bei mittel- und schwergradigen Demenzformen eine entscheidende Rolle. Sensorische und sensomotorische Areale des Gehirns bleiben lange Zeit intakt, so die Vermutung (vgl. *Spar, LaRue* 1997. In: *Wagner* 2002). Das Interesse und Bedürfnisse im Bereich von Grob- und Feinmotorik und nach körperlichem Kontakt, die meist im Stationsalltag wenig Befriedigung finden, können so mittels der Tiere erfüllt werden.

Sensomotorische Erfahrungen bilden die Grundlage für die frühkindliche Sprach- und Persönlichkeitsentwicklung und sind stark mit Emotionen behaftet. Sie prägen einen Menschen unbewusst während seiner ganzen Biografie. Die taktilen Erfahrungen und Handlungen im Umgang mit dem Tier, aber auch Gerüche, können daher Erinnerungen und Assoziationen aus der Kindheit – die im implizit-erfahrungsgeleiteten Funktionsmodus gespeichert sind – stimulieren (vgl. *Olbrich* 2004). Dies wirkt förderlich auf das eigene Identitätsbewusstsein, schafft Orientierung und bietet so eine Quelle der Sicherheit, die beruhigend und Angst mindernd wirkt (vgl. *Müller* 1998). Die beruhigende und Angst mindernde Wirkung bei der Berührung, aber auch beim einfachen Betrachten eines Tieres, äußert sich somatisch in einem Absinken des Blutdruckes. Gleichzeitig wirken derartige Stimulierungen Vigilanz (lat. Wachheit) steigernd auf demenziell erkrankte Menschen.[66]

Auch Erfahrungswissen, wie pflegerische und versorgende Tätigkeiten, kann durch den Umgang mit Tieren reaktiviert werden. Das beschriebene Kindchenschema, das ebenso auf das Verhalten und Aussehen vieler Tiere zutrifft, löst auch im hohen Alter und bei Demenz den Wunsch der Fürsorge und Pflege aus, da es tief im Gedächtnis verankert ist. Demnach animieren Tiere in vielfältiger Art zu Handlungen, setzen Reize, die alte Menschen motivieren, ihre Passivität zu überwinden. Die Erfahrung, für ein Lebewesen zu sorgen, ihm etwas Gutes zu tun und dafür Dank und Anerkennung in Form von ehrlicher Zuneigung und Freude zu erhalten, ist eine Erfahrung, die positiv auf das Selbstwertgefühl, die Selbstsicherheit, die eigene Identität und die Stimmung wirken. *Olbrich* schreibt dazu: »*Wieder können wir vermuten, dass Menschen mit Alzheimer-Krankheit auf einer tiefen, einer archaisch oder archetypisch geprägten Ebene den Tieren in ausreichender Freiheit begegnen können, ja, dass sie im Umgang mit Tieren nicht nur Unabhängigkeit empfinden, sondern sogar spüren, dass sie gebraucht werden, indem sie ein Lebewesen versorgen können, ihm etwas beibringen und es leiten können*« (*Olbrich* 2004:58).

Depressive Neigungen oder Aggressionen können so vermindert werden. Durch die übernommenen Aufgaben der Versorgung, sei es das bloße Bürsten des Fells oder auch das Füttern, das Sauberhalten des Katzenklos etc., erfahren sich die Bewohner als kompetent, selbstständig und mit einer sinnvollen Aufgabe betraut. Durch die Verantwortungsübernahme erhält der Tag einen Sinn. Gleichzeitig wirken derartige Aufgaben strukturierend auf den Tagesablauf und führen durch die tägliche Routine auch zu einer kognitiven Stimulanz (vgl. *Niepel* 1998).

---

[66] Siehe Kapitel 4.4

Allgemein kann auch über das Tier der Kontakt zu Pflegepersonal und Angehörigen gefördert werden. Gemeinsames Beobachten, Gespräche über und mit dem Tier, die gemeinsame Versorgung und das Streicheln des Tieres verbinden. Das Tier wirkt als sozialer Katalysator, in dessen Gegenwart nicht unbedingt verbal kommuniziert werden muss. Vielmehr können die nonverbalen Äußerungen, wie Lächeln, Lachen oder Berührungen, die durch das Tier angeregt werden, Kontaktprozesse auch zwischen Pflegenden, Angehörigen und Demenzkranken initiieren, da sie auf natürliche Weise miteinander in Interaktion treten (vgl. *Olbrich* 2005. In: *Jonas* 2005b).

Dieser unvoreingenommene, ehrliche, unreflektierte und gefühlsbetonte Kontakt ist die Erklärung dafür, dass es Tieren gelingt – anders und besser, als Menschen dazu in der Lage wären – mit Demenzerkrankten in Kontakt zu treten und eine emotionale Bindung aufzubauen. Die wiederum ermöglicht es, einen großen Teil der Bedürfnisse der Betroffenen zu erfüllen und somit positive Effekte in kognitiven, sozialen und emotionalen Bereichen zu erzielen. Dies wirkt positiv auf das Wohlbefinden und die Lebensqualität demenziell erkrankter Menschen.

Nach *Olbrich* lehrt die Mensch-Tier-Beziehung Authentizität im Sinne *Rogers*, das heißt »*eine bessere Abstimmung zwischen Erleben, Bewusstsein und Kommunikation*« (*Olbrich* 2002:199). Für ihn ist das ein Prozess, »*der Entwicklung weiterführen kann und therapeutisch wirkt*« (ebd.). Dies gelingt, indem das Tier dem Menschen bedingungslose Zuneigung und empathisches Verstehen entgegenbringt, Äußerungen ohne zu urteilen und zu hinterfragen aufnimmt und dem Menschen und sich selbst kongruent und authentisch gegenübertritt.

Basierend auf diesen Erkenntnissen erfolgt im nächsten Abschnitt eine Gegenüberstellung mit den etablierten therapeutischen Interventionen bei Demenz.

3.5.3 Vergleichende Gegenüberstellung bekannter Therapieformen und der tiergestützten Therapie bei demenziell erkrankten Menschen

Auf der Grundlage der Ausführungen zu therapeutischen Interventionsmöglichkeiten (Kapitel 2.3) bei demenziell Erkrankten, zeigt Tabelle 9 das Potenzial tiergestützter Interventionen für eine personenzentrierte Dementenbegleitung auf.

Tabelle 9: Gegenüberstellung therapeutischer Interventionen bei Demenz.

Therapie-form	Intention	Ausrichtung	Reichweite Orientierung	Wirkung
medika-mentös	• Linderung der Symptome und Verzögerung des kognitiven Abbaus • Verbesserung der kortikalen Hirnfunktionen, wie Gedächtnis, Lernen, Denk- und Konzentrations-fähigkeit	• ist dem Rehabi-litations- bzw. Therapiemodell zuzuordnen	• Regulation der biochemischen Prozesse zur Wiederherstellung des Normbereiches • folgt dem Ursache-Wirkungs-Prinzip • symptom- und defizitorientiert	• regulierend • beruhigend • stimulierend • Verlauf verlang-samend
ROT	• Beeinflussbarkeit der Demenz durch: gezieltes Training des Gedächtnisses und der Orientie-rung • Herstellung eines Wirklichkeits-bezuges • Identität erhalten • Sicherheit geben (siehe Kap. 2.3.2.1)	• auf der Grundlage des ökologischen Modells soll kogni-tiv ausgerichtetes Training positive Auswirkungen auf nachlassende Kom-petenzen haben • Kombiniert mit den Annahmen des Rehabilitations-bzw. Therapie-modells ist es interventionsorien-tiert mit Blick auf Defizitbeseitigung	• an der Wirklichkeit der Institution • kognitiv • verbal-kommuni-kativ • Anfangsstadium der Demenz	• marginale, kurz-fristige Verbesse-rungen der kog-nitiven Fähigkeiten • milieubeeinflussend – z. T. negativ auf Lebenszufriedenheit durch Defizitkorrek-tur • demotivierend durch häufige Wiederholungen
REM	• bewusste Erhaltung des Identitäts-gefühls und der Ich-Integrität • Aktivierung des Langzeitgedächtnis-ses, um kognitive Aktivitäten aufrecht zu erhalten • Wiederaufleben von Erinnerungen	• beruhend auf der Vorstellung des Lebenszyklus • innerhalb des psychosozialen Modells tauchen erste Personen-orientierte Tenden-zen auf • bleibt aber inter-ventionsgerichtet	• gesprächsorientierte biografische Infor-mationssammlung • gezielte Verwen-dung von Bio-grafiewissen zur kognitiven und emotionalen Stimulation	• Frustrationsabbau innerhalb der Betreuungs-beziehung • Verbesserung im Sozialverhalten • Auslösung von Assoziationen

►►

Therapie-form	Intention	Ausrichtung	Reichweite Orientierung	Wirkung
VAL nach Feil	• gezielte Anerkennung von Gefühlen und diese für gültig erklären • Empathie und Akzeptanz zur Wiederherstellung des Selbstwertgefühls • bewusste Fokussierung auf die Binnenperspektive eines Betroffenen, ohne diese an der Wirklichkeit zu überprüfen oder zu korrigieren	• ist ein Zusammenspiel aus Kommunikationsprinzipien, psychoanalytischen Sichtweisen und Lebensstadienmodellen • weist deutlich interagierende Perspektiven auf	• verbal-kommunikative Prozesse • Verhaltenseffekte • vorrangig kognitiv • psychoanalytische Problemlösung/-bewältigung	• Verlangsamung des Verwirrtheitsprozesses • Verhaltensverbesserung • Einfluss auf den Umgang mit dementiell erkrankten Menschen
IVA nach Richards	• Aktivierung und Nutzbarmachung von Kompetenzen und Fähigkeiten mittels Ressourcenorientierung • Vermittlung von Zugehörigkeit und Sicherheit • Erreichen von Wohlbefinden • strukturiertes Handeln von Betreuenden ermöglichen • vertrauensvolles Klima	• Personen- und Umweltorientierter Ansatz mit starken biografischen Bezügen • spezielle Kommunikationstechniken • keine psychoanalytischen Interpretationen • gemeinsames Interagieren von Personen	• verbal-kommunikative Prozesse • vorrangig kognitiv um Ressourcen in Biografie und Umwelt zu entdecken • Verhaltenseffekte	• motivierend durch Identifikation und Nutzbarmachung von Ressourcen • stellt Bindungssicherheit zwischen Betroffenen und Betreuenden her
AAA	• spontanes, ungezwungenes Zusammentreffen von Mensch und Tier soll zu gemeinsamen Aktivitäten motivieren • Aktivierung • Sinnstiftung • Ablenkung • Wecken von Interesse, Freude und Lachen	• Kontakt und Beziehungsgestaltung innerhalb des personenzentrierten Ansatzes • Interaktion zwischen Mensch und Tier • Umwelterfahrungen	• nonverbale affektive Prozesse einer Kontaktaufnahme • Auslösen positiver Effekte durch das Tier • soziale Interaktion • Ressourcenaktivierung • Sinnhaftigkeit in Handlungen	• motivierend • Steigerung der Vigilanz • Förderung des physischen, psychischen und sozialen Wohlbefindens • anregend

▶▶

Therapie-form	Intention	Ausrichtung	Reichweite Orientierung	Wirkung
AAT	• zielgerichtetes Zusammenführen von Menschen mit speziellen Tieren, um bestimmte Effekte und Reaktionen beim Menschen auszulösen	• personenzentrierter Ansatz zur individuellen Förderung erwünschter Verhaltensweisen und gleichzeitig der Abbau unerwünschter Verhaltensweisen • tiefenpsychologisch und kommunikativ (analog und digital)	• siehe AAA je nach terapeutischer Zielsetzung werden die Potenziale der Tiere und ihre Fähigkeit individuell ausgerichtet • Sinnhaftigkeit in Handlungen	• sensibilisierend • motivierend • aktivierend • beruhigend • begleitend • entspannend • Ressourcen fördernd • vermittelnd • kommunikativ

Auffällig bei allen Therapieformen ist die Orientierung auf Bereiche, die unweigerlich im fortschreitenden Verlauf der Demenz irreparabel geschädigt werden. Dahinter verbergen sich einerseits die Annahmen von *Lawtons docility*-These (Kapitel 2.3.1) und die Symptomorientierung innerhalb des medizinischen Paradigmas. Dadurch wird gewissermaßen das Interventionsspektrum auf Bereiche begrenzt, die durch die degenerativen Folgen einer Demenz entstehen (Tabelle 10).

Dieser Interventionscharakter wird beim ROT am deutlichsten. Eine zunehmende Konzentration auf personenbezogene psychosoziale Einflussgrößen, wie bei der REM, bleibt jedoch auch innerhalb der Grenzen von Interventionen, in denen eine pflegende Person von sich aus Handlungen vornimmt, von denen sie glaubt, dass sie einen positiven Einfluss auf die Befindlichkeit der Betroffenen hat. Diese Form der Dementenbetreuung geht davon aus, dass bereits Kontakte bzw. Beziehungen zwischen den Demenzerkrankten und Betreuenden bestehen bzw. bestanden.

Die Kontaktaufnahme mit Hilfe von unterschiedlichsten Kommunikationsstrategien, verbunden mit Wertschätzung und Akzeptanz der emotional geprägten Verhaltensweisen von Betroffenen, wie bei den Konzepten der Validation, verbindet den personen- und umweltorientierten Ansatz mit biografischen Elementen und zeigt die Möglichkeit einer interagierenden Dementenbegleitung.

Dennoch stößt die pflegende Person innerhalb der Betreuungsbeziehung immer wieder an ihre Grenzen. Ursachen sind hohe Arbeitsbelastungen, strukturelle und organisatorische Defizite, aber auch natürliche psychologische Abwehrmechanismen, die die Beziehungsgestaltung zusätzlich erschweren.[67]

---

[67] Siehe Kapitel 3.5.2

Tabelle 10: Beeinflussung des Interventionsspektrums durch die Therapieformen.

Interventions-spektrum / Therapie-formen	kognitiv	Identität	Trost	Beschäftigung	Einbeziehung	Bindung	präventiv	gesundheits-förderlich
medikamentös	+ + +	+	0	0 (+)	(+)	0 (+)	x	
ROT	+ +	+	–	+	–	–	x	
REM	+	+ +	(+)	(+)	+	+	x	
VAL	+	+ +	+ +	+	+	+ +	x	x
IVA	+	+ +	+ +	+	+	+ +	x	x
AAA	+ (+)	+ +	+ + +	+ + (+)	+ +	+ + +	x	x
AAT	+ (+)	+ +	+ + +	+ + (+)	+ +	+ + +	x	x

+ + + große Wirkung/Beeinflussung (evident angenommen)
+ + evidente Tendenzen
+ mögliche positive Beeinflussung
(+) indirekte Beeinflussung möglich
– negative Beeinflussung
0 keine Aussagen möglich (nicht Ziel des Ansatzes bzw. außerhalb der Reichweite)
x Eingruppierung in die Konzepte Prävention bzw. Gesundheitsförderung
x Gewichtung innerhalb der Eingruppierung (Schwerpunktsetzung)

Auf keinen Fall soll aber der Eindruck erweckt werden, dass die beschriebenen und etablierten therapeutischen Interventionen abzulehnen seien. Alle vorgestellten Methoden verfolgen das Ziel, demenziell erkrankte Menschen im Umgang mit der Demenz zu unterstützen und den Verlauf der Erkrankung zu beeinflussen. Jedoch besitzen die Interventionen methodisch vorgegebene Grenzen in ihrer Wirkung und Reichweite, wie alle Konzepte und Methoden. Tabelle 10[68] veranschaulicht die Wirkung bzw. den Grad der Beeinflussung der beschriebenen Therapieformen, im Zusammenhang eines Spektrums an sozio-emotional beeinflussbaren Faktoren, die die menschlichen Grundbedürfnisse widerspiegeln. Dabei muss beachtet werden, dass es nicht »den« dementen Menschen und »den« typischen Krankheitsverlauf gibt. Daraus folgt, dass auch nicht mit »der« Therapie »die« Wirkung erzielt werden kann.

Wichtige Voraussetzungen für einen erfolgreichen Umgang mit demenziellen Erkrankungen sind konsequentes Vorgehen, kontinuierliche Anwendung und die Kombi-

---

[68] Diese Darstellung soll einen Eindruck von der Reichweite einzelner Therapieansätze vermitteln und erhebt keinen Anspruch auf Vollständigkeit. Zudem ist es nicht möglich alle Wirkungen losgelöst voneinander zu betrachten und zuzuordnen. Wichtig ist auch die Tatsache, dass die einzelnen Formen entwicklungsgeschichtlich aufeinander aufbauen. Damit sind die einzelnen Therapieansätze unterschiedlichen Entwicklungsstufen zuzuordnen, die wiederum unter verschiedenen wissenschaftlichen und gesellschaftlichen Einflüssen entstanden. Zu ihrer Zeit waren die Interventionsstrategien richtungsweisend, so dass ohne diese Entwicklungsschritte der aktuelle Stand nicht denkbar wäre.

nation verschiedener Therapiemethoden (*Faust* 1999). Als wirkungsvoll hat sich die Kombination aus individuell eingestellter medikamentöser Therapie mit psychosozialer, ergotherapeutischer Behandlung erwiesen (ebd.). Genau hierin besteht das wohl bedeutendste Potenzial der tiergestützten Intervention. Sie vermag die wirkungsvollen, positiven Effekte bestehender therapeutischer Ansätze auf sinnvolle Weise miteinander zu vereinen und zu kombinieren.

Ein Tier kann zum Erinnerungsanker werden, der dementen Menschen den Bezug zur Wirklichkeit halten lässt. Zusätzlich hilft es bei der Strukturierung des Tages durch offenkundiges Einfordern von Bedürfnissen (vgl. *Bergler* 2000). Das Wissen um die Bedeutung von Tieren in der Biografie der Betroffenen eröffnet ein breites Spektrum von Interventionen wie auch Interaktionen mit und durch ein Tier. Tiere validieren durch ihr bloßes Dasein.[69] Sie verfügen über keine psychologischen Abwehrmechanismen und sie reflektieren ihr Handeln nicht. Sie sind jedoch in der Lage, in kongruenter ursprünglicher Form mit dem Gegenüber in Kontakt zu treten, um zu kommunizieren.

Häufig hat ihre bloße Anwesenheit Milieu verändernden Einfluss. Darüber hinaus besitzt bereits ihre Gegenwart gewisse präventive Auswirkungen auf den Organismus. Die nachweisbare Beeinflussung der Herz-Kreislauf-Aktivität, der neuroendokrinen Sekretion, der Stresswahrnehmung und -bewältigung wie auch der sozialen Umwelt, deuten auf die umfangreichen protektiven und gesundheitsförderlichen Potenziale für den gesamten menschlichen Organismus hin. Ein Tier stellt quasi ein wesenhaftes[70], sinnvolles, multidimensionales, therapeutisches Bindeglied dar. Über das Tier als Medium wird es möglich, erwünschte Effekte verschiedenster Interventionen miteinander zu kombinieren und in den Alltag von Betroffenen zu transportieren und zu integrieren. Von zentraler Bedeutung in der Interaktion zwischen Tier und Mensch ist neben der Latenz auch, dass die Aktualität dieser therapeutischen Beziehung erlebbar gestaltet wird (vgl. *Otterstedt* 2003b).

Über diese sinnvolle Verknüpfung wirksamer Maßnahmen könnten bei den dementen Bewohnern evtl. verdeckte Gefühle von Handhabbarkeit und Verstehbarkeit stimuliert werden, die sie in die Lage versetzen, über emotional und kognitiv induzierte biografische Prozesse, mithilfe ihres SOC, geeignete Ressourcen und Strategien zu aktivieren, die sie bei der Aufrechterhaltung von Wohlbefinden und Lebensqualität unterstützen. Dabei stellt das Tier selbst eine Ressource dar.

Die Gegenüberstellungen der Tabellen 9 und 10 zeigen, wie durch Tiere die Grenzen pflegerelevanter Interventionen zur Begleitung demenziell erkrankter Menschen, durch die Kombination einzelner wirksamer Effekte unterschiedlicher Therapieformen und -ausrichtungen, erheblich erweitert werden können. In Bezug auf demenziell

---

[69] Aschenputteleffekt

[70] Im Vergleich zum Stofftier ist die Begegnung zu einem lebendigen Tier durch etwas Wesenhaftes geprägt (vgl. *Otterstedt* 2003b).

Erkrankte ist eine es zentrale Anforderung, verschiedene Interventionsmöglichkeiten, in Verbindung mit ihrer konsequenten und kontinuierlichen Umsetzung, sinnvoll miteinander zu kombinieren. Die gegenwärtig praktizierten Interventionen hingegen sind wenig integrativ ausgerichtet. Damit konnten sie ihre positiven Effekte nur innerhalb der in den beiden Tabellen aufgezeigten Grenzen entfalten. Das Tier ist ein multidimensionales, integrierendes, therapeutisches Bindeglied für eine sinnhafte Kombination einzelner Interventionen. Damit wird es möglich, das Interventionsspektrum auf Bereiche der Gesundheitsförderung auszuweiten, das sowohl symptomatisch gegen den fortschreitenden Verlauf der Demenz vorgeht als auch Areale des Gehirns stimuliert, die nicht von der Demenz betroffen werden. So wird ein ressourcenorientierter Beitrag zur Erhaltung und Steigerung des Wohlbefindens und der Lebensqualität geleistet.

3.6 Schlussfolgerungen

Eine dementengerechte Betreuung darf nicht allein die Anpassung an die Realität in den Mittelpunkt ihrer therapeutischen Interventionen stellen. Vielmehr sollte der Fokus auf Kontaktaufnahme, Beziehung, emotionale Bindung und Interaktion gerichtet sein, d. h. die Betreuung muss sich an den Bedürfnissen der Betroffenen orientieren, um so deren Wohlbefinden und Lebensqualität aufrecht zu halten.

Die gemeinsame Evolution hat es ermöglicht, dass Menschen und Tiere enge Beziehungen auf emotionaler und sozialer Ebene eingehen können. Hierin liegt auch der Schlüssel zu den gesundheitsförderlichen Wirkungen von Tieren auf Menschen, die in diesem Kapitel anhand des Wirkungsgefüges und in ausgewählten Kontexten dargestellt wurden. Erkenntnisse aus der Psychologie belegen, dass Hautkontakt und emotionale Bindung für den Menschen essenziell sind. Erfahrungen aus den Bereichen der Prävention deuten auf die Beeinflussbarkeit von Risikofaktoren hin.

Die Relevanz des SOC und der Ressourcenaktivierung innerhalb der Salutogenese liefern dabei die theoretischen Grundlagen, um die gesundheitsförderlichen Effekte von Tieren auf den Menschen zu erklären. Ausgehend von der hieraus abgeleiteten Relevanz wird deutlich, wie umfangreich gerade Menschen mit Demenz in unterschiedlichen Stadien von Tieren profitieren können.

Tiere stellen für demenziell Erkrankte eine Ressource dar, die sich positiv auf ihr Wohlbefinden und ihre Lebensqualität auswirken können, da sie die Bedürfnisse dieser Menschen – insbesondere nach Nähe, Wärme, Kontakt, Anerkennung und Sinnfindung – erfüllen. Dies wird möglich, weil Tiere Fähigkeiten beim Betroffenen ansprechen, die trotz der Erkrankung nicht oder kaum betroffen sind. Über die Sinne (Sehen, Riechen, Hören, aber vor allem Fühlen) werden Effekte ausgelöst, die positiv auf den emotionalen, sozialen und kognitiven Status dieser Menschen wirken. Basis hierfür sind kongruente, adäquate Kontaktaufnahmen und Interaktionen, die unter Zuhilfenahme nonverbaler Kommunikationstechniken zwischen dem Betroffenen und dem Tier – gezielter als es Menschen gelingt – die tieferen Schichten der Persönlichkeit im Bereich der Emotionalität und Körperlichkeit ansprechen (vgl. *Olbrich* 2005. In: *Jonas* 2005b).

Die Beeinflussung des **emotionalen Status** betrifft vor allem die Begleiterscheinungen der Demenz, wie Depression, Gleichgültigkeit, Isolation und Aggressivität. Aufgrund einer positiv erlebten Interaktion werden Grundbedürfnisse der Betroffenen erfüllt, so dass »stimmungsaufhellende« Wirkungen erzielt werden können. Auch gemeinsames Lachen und gemeinsam erlebte Freude durch humoristische Verhaltensweisen der Tiere tragen zur Verbesserung des emotionalen Status bei.

Der **soziale Status** wird durch das Bedürfnis nach Zugehörigkeit und Integration von Seiten der Tiere in ihrer Funktion als sozialer Katalysator bzw. Eisbrecher entscheidend beeinflusst. Erinnerungen und strukturierte Abläufe führen zu Trainingseffekten, die den Dementen befähigen, den Status quo individueller **kognitiver Fähigkeiten** so lange wie möglich beizubehalten.

Die von den Tieren hervorgerufenen Wirkungen zielen jedoch nicht isoliert auf einen Status, sondern führen zu Wechselwirkungen und Synergieeffekten. Damit ist die eingangs aufgestellte Hypothese, dass Tiere die Möglichkeit bieten, über die Ansprache menschlicher Sinne Kontaktprozesse zu initiieren, die sich wiederum positiv auf den gesundheitlichen, kognitiven, sozialen und emotionalen Status demenziell erkrankter Menschen auswirken, vorerst theoretisch bestätigt.

Eine weitergehende Überprüfung der bisher gewonnenen theoretischen Erkenntnisse erfolgt im nächsten Kapitel durch die Darstellung der Studienlage und deren Ergebnisse.

4   Evidenzbasierte Bedeutung von tiergestützter Therapie: Stand der Forschungs- und Studienlage

In den letzten Jahren ist das Interesse an den positiven Wirkungen von Tieren auf den Menschen sowohl im Bereich des Gesundheitswesens als auch in der Öffentlichkeit, gewachsen. Seit Jahrhunderten sind derartige Wirkungen bekannt, doch erst seit den 1960er Jahren haben Wissenschaftler begonnen, diese Effekte systematisch zu untersuchen und der Frage nachzugehen, ob Tiere tatsächlich einen messbaren Einfluss auf die menschliche Gesundheit haben. Studien hierzu kommen vor allem aus dem anglo-amerikanischen Bereich.

Für die meisten Personen, die selbst Tiere besitzen oder bereits mit Tieren gearbeitet haben, ist ihr Nutzen auf den Menschen offensichtlich. Eine wissenschaftliche Aufarbeitung ist dennoch sehr wichtig. Speziell für die Bereiche Psychiatrie und Gerontologie eröffnen sich nebenwirkungsarme Therapieformen, die sich auf das soziale Umfeld übertragen lassen (vgl. *Schaefer* 2005).

Trotz allem muss konstatiert werden, dass sich die Forschung über die gesundheitsförderlichen Effekte von Tieren immer noch in einer Anfangsphase befindet und daher eine eher unzureichende und heterogene Studienlage vorherrscht (vgl. *Bergler* 2000). Daher sind die psychologischen und physiologischen Mechanismen der Mensch-Tier-Beziehung sowie ein möglicherweise therapeutischer Nutzen bisher nur im Ansatz erfasst. Anfang bis Mitte der 1980er Jahre wurde auf diesem Gebiet vermehrt wissenschaftlich gearbeitet. Bis heute dienen diese Erkenntnisse zum großen Teil als Grundlage. Häufig lag der Fokus zu dieser Zeit auf der Bedeutung von Tieren für Kinder.[71]

Erst in der jüngsten Zeit, seit etwa Mitte der 90er Jahre, ist eine Phase der Wiederentdeckung zu beobachten. Die Untersuchungen, zunehmend auch in Deutschland durchgeführt, richten dabei ihr Augenmerk verstärkt auf den Nutzen von Tieren auf alte Menschen.

Das Ziel dieses Kapitels ist es, den Stand der Forschung anhand von ausgewählten Studien aufzuzeigen und kritisch zu betrachten, um daraus Rückschlüsse auf Arbeitshypothese zu ziehen. Zur besseren Übersichtlichkeit erfolgte eine Unterteilung in medizinisch-epidemiologische Studien, Studien über den Einfluss von Tieren auf Risikofaktoren bei Herz-Kreislauf-Erkrankungen, Untersuchungen zur Auswirkung von Tieren auf das psychosoziale Wohlbefinden des Menschen sowie Studien über die Bedeutung von Tieren für Menschen mit Demenz.

---

[71] Die Studienlage über die Bedeutung von Tieren auf die kindliche Entwicklung und deren therapeutischen und pädagogischen Nutzen ist nicht Gegenstand dieser Arbeit und wird daher auch nicht erarbeitet. Hierfür kann auf andere, sehr übersichtliche Werke verwiesen werden (vgl. z. B.: *Greiffenhagen* 1991; *Bergler* 1994; *Gebhard* 1994; *Olbrich, Otterstedt* 2003).

4.1 Medizinisch-epidemiologische Studien

In den folgenden ausgewählten Studien haben sich Wissenschaftler mit der Frage beschäftigt, ob es Zusammenhänge zwischen Gesundheit und Tierbesitz gibt. Mittels quantitativer statistischer Erhebungsmethoden sollten Rückschlüsse auf den Gesundheitszustand bestimmter Bevölkerungsgruppen gezogen werden. Die Anzahl derart angelegter Studien ist international mittlerweile recht hoch. Die vorgenommene Auswahl beschränkt sich jedoch auf zwei amerikanische Untersuchungen und eine deutsche Erhebung.

Die beiden amerikanischen Studien unterscheiden sich in der Herangehensweise. Während *Siegel* (1990) (Tabelle 11) statistische Vergleiche von Tierbesitzern und Nichttierbesitzern in Bezug auf Arztbesuche vornahm, näherte sich *Serpell* (1990) (Tabelle 12) diesem Thema über einen Vergleich von Verhaltensänderungen vor Besitz eines Tieres und dem späteren Zusammenleben. Die deutsche Studie (2004) (Tabelle 13) untersuchte rein statistisch einen möglichen gesundheitlichen Zusammenhang von Tierbesitz auf den Menschen, unter Betrachtung der Häufigkeit von Arztbesuchen.

Tabelle 11: Stressful life events and use of physician services among the elderly: moderating role of pet ownership (*Siegel* 1990).

Kurzbeschreibung	Siegel hat 938 Personen in den USA, die älter als 65 Jahre waren, regelmäßig ein Jahr lang über ihren Gesundheitszustand und ihre Arztbesuche befragt. Nach einem Eingangsassesment (Fragebogen, Interview) wurden nach je zwei Monaten Telefonbefragungen durchgeführt und nach je sechs Monaten der Gemütszustand ermittelt. Ziel war es herauszufinden, ob es direkte oder indirekte Effekte von Tierbesitz gibt, die nützlich für ältere Menschen sein können. Untersuchungskriterien waren: Häufigkeit von Arztbesuchen, Tierbesitz und Beziehung zum Tier und der Umgang mit kritischen Lebensereignissen.
Ergebnisse	Ein Drittel (345) der Befragten waren Tierbesitzer. Von diesen besaßen 201 einen Hund, 110 Katzen und der Rest verschiedene Tiere wie Fische oder Reptilien. Es zeigte sich, dass Tierbesitz nur dann Einfluss auf die Gesundheit hatte, wenn die sozioökonomischen Variablen konstant blieben. Dann wurde erkennbar, dass Tierbesitzer weniger häufig zum Arzt gingen als Nichttierbesitzer. Des Weiteren zeigte sich, dass die Frequenz der Arztbesuche, von Nichttierbesitzern bei kritischen Lebensereignissen signifikant anstieg. Bei Tierhaltern wurden hingegen keine Veränderungen verzeichnet. Die erhobenen Daten wiesen darauf hin, dass Tierhalter, vor allem die Hundebesitzer, weniger Leistungen des ärztlichen Dienstes nachfragten. Daraus leitete Siegel ab, dass gesundheitlicher Status und die Haltung von Haustieren in direkter Verbindung stehen, jedoch eher aufgrund sozialer und psychologischer Prozesse, als in körperlicher Hinsicht. Damit deuteten sie auf die Unterstützung durch Tiere in Krisensituation hin, die professionelle medizinische Hilfe unnötig macht. Siegel schlussfolgerte daraus, dass Haustierbesitzer gesünder sind.
Anmerkungen	Als Erklärung für ihre Bobachtungen gab die Autorin an, dass mit der Zunahme von Stress in kritischen Lebensphasen, das Bedürfnis nach Nähe und Körperkontakt ansteigt. Tiere können dieses Bedürfnis bei ihren Besitzern befriedigen. Nichtbesitzer kompensieren dieses Bedürfnis häufig durch Arztbesuche. Die festgestellte statistische Korrelation zwischen gesundheitlichem Status, Tierbesitz und Besuchsfrequenz beim Arzt, trifft jedoch keine Aussage über Ursachen und Folgen.

(vgl. *Siegel* 1990; *Alonso* 1999; *Bergler* 2000)

Tabelle 12: Beneficial effects of pet ownership on some aspects of human health and behaviour (*Serpell, J.* (1990).

Kurz-beschrei-bung	*Serpell* untersuchte zehn Monate lang 97 Probanden auf langfristige Wirkung von Haustieren in Bezug auf Veränderungen im Verhalten der Besitzer, nachdem sie ein Tier erworben hatten. Von diesen 97 Personen hatten sich 71 ein Tier angeschafft (47 einen Hund und 24 eine Katze). Eine Gruppe von 26 Nichttierbesitzern diente als Kontrollgruppe. Alle Teilnehmer wurden zu Beginn der Untersuchung ausführlich befragt. Zentrale Einschätzungskriterien waren soziale Kontakte, Sicherheitsgefühl und Gesundheits-zustand. Diese Befragung wurde nach einem, nach sechs und nach zehn Monaten wiederholt. Am Ende wurden die Tierbesitzer gebeten einzuschätzen, inwieweit das Tier ihr Leben beeinflusst hat. Ausgeschlossen waren Personen, die ein Tier innerhalb des letzten Jahres verloren hatten.
Ergeb-nisse	Die Ergebnisse der Untersuchung zeigten deutliche Zusammenhänge von Tierbesitz, gesundheitsbewusstem Verhalten und allgemeinem Wohlbefinden. Sowohl bei Katzen- als auch bei Hundebesitzern wurden innerhalb des ersten Monats signifikante Verbes-serungen in Bezug auf kleinere Gesundheitsprobleme berichtet. Auffällig war, dass diese Effekte bei den Hundehaltern bis zum Ende der Studie anhielten. Hundebesitzer berichteten generell über stärkere und längerfristige Wirkungen, vor allem auch im Wohlbefinden. Sie verfügten über ein gestiegenes Sicherheitsgefühl, erhöhte Selbst-achtung und Erweiterung der sozialen Beziehungen. Die Hunde hatten das Leben bei 50 % der neuen Besitzer durch vermehrte Bewegung und mehr Gesellschaft weit-gehend verändert. 37 % der Katzenbesitzer erzählten ebenfalls von einschneidenden Veränderungen im Alltag. Als positiv erachteten sie vor allem die Anwesenheit der Katze. Negativer empfanden sie die gestiegene Verantwortung. Auch innerhalb der Familien stellte das Tier ein wichtiges Konversations- und Kommunikationsmitglied dar.
Anmer-kungen	Diese Studie stellt einen der wenigen Versuche dar, den Einfluss von Tieren mit einer Messmethode zu überprüfen, die Verhaltensänderungen untersucht, anstatt rein statistische Daten von Tierbesitzern und Nichttierbesitzern zu vergleichen. Konstatiert werden muss jedoch die kleine, nicht randomisierte Stichprobe.

(vgl. *Serpell* 1990; *Alonso* 1999, *Bauer* 2001)

Tabelle 13: The Relationship between pet ownership and health outcome – German longitudinal evidence (*Heady, Grabka* 2004).

Kurz-beschrei-bung	1996 und 2001 wurden in Deutschland in einer repräsentativen Längsschnittunter-suchung über 10.000 Befragungen durchgeführt. Untersucht wurden unter anderem die Heimtierdichte in Deutschland, die Häufigkeit der Arztbesuche innerhalb der letz-ten drei Monate und eine Einschätzung des eigenen Gesundheitszustandes. Bei der Häufigkeit der Arztbesuche wurde erfasst, wie lange ein Tier im Haushalt lebte. Dabei wurden folgende Abstufungen vorgenommen: länger als fünf Jahre, weniger als fünf Jahre, innerhalb der letzten fünf Jahre ein Tier verloren oder nie ein Tier besessen. Anhand dieser Daten, des sozioökonomischen Panels (SOEP) vom Deutschen Institut für Wirtschaftsforschung (DIW), Berlin, konnte erstmals eine Analyse über den Zusammenhang von Haustierhaltung und Gesundheit bzw. der Häufigkeit der In-anspruchnahme von Leistungen des Gesundheitsversorgungssystems durchgeführt werden.

▶▶

Ergeb-nisse	Die Anzahl der in Deutschland lebenden Tierbesitzer war von 37,7 % im Jahre 1996 auf 36,3 % 2001 zurückgegangen. Als Ursache hierfür wurde die höhere Anzahl an Tierverlusten (12,8 % in 2001) im Vergleich zu den Neuanschaffungen (11,4 % in 2001) genannt. 1996 besuchten die Tierbesitzer im Durchschnitt 2,8-mal einen Arzt innerhalb der letzten drei Monate. Demgegenüber gingen die Nichttierbesitzer im gleichen Zeitraum 3-mal zum Arzt. 2001 betrug diese Differenz sogar 18,5 %. Das bedeutet, dass die Nichttierhalter 3,2-Mal den Arzt aufsuchten, die Tierhalter hingegen nur 2,7-mal. Nachdem die Daten über Geschlecht, Alter, soziale Herkunft, Partnerschaft und Einkommen statistisch bereinigt wurden, stellte sich heraus, dass Tierbesitzer 2001 7 % weniger Arztbesuche tätigten als Nichttierbesitzer. Eine zusätzliche Längsschnitt-Teilanalyse der Daten ergab, dass von allen Befragten 3977 Hausbesitzer waren. Hausbesitzer mit Tier gingen, im Vergleich von 1996 zu 2001, 10 % weniger zum Arzt. Waren die Tiere über fünf Jahre Teil des Haushaltes, war ein Rückgang der Arztkonsultationen um 16 % zu erkennen. Die meisten und größten Vorteile wurden bei langfristigen Mensch-Tier-Beziehungen ($\geq$5 Jahre) beobachtet. Aus den gewonnen Daten schlussfolgerten die Autoren, dass Hausbesitzer mit Tieren die gesündeste Gruppe der Analyse darstellten. Als Erklärung gaben sie an, dass Mensch und Tier hier über genügend Platz verfügten, um sich frei zu bewegen. Die Autoren waren der Meinung, dass die positiven Effekte von Tierbesitz auf die Gesundheitskosten beim Verlust des Tieres verloren gehen.
Anmer-kungen	Dass Hausbesitzer mit Tieren weniger häufig medizinische Dienstleistungen in Anspruch nehmen, ist statistisch nachweisbar. Daraus abgeleitete Aussagen über den gesundheitlichen Status sind jedoch etwas spekulativ. Die Personengruppe mit Haus, Tier und Familie ist in der Regel zwischen 30 und 50 Jahre, berufstätig und finanziell durch das Eigenheim belastet. Hier steht die materielle Absicherung und Aufrechter-haltung des Lebensstandards im Vordergrund. Eine Rolle für weniger Arztbesuche könnten in dieser Kohorte daher auch arbeitsmarktpolitische Überlegungen spielen. Aus der Studiendokumentation geht auch nicht der genaue Zeitpunkt der Befragung hervor. Daher ist nicht auszuschließen, dass jahreszeitbedingte Zusammenhänge mit der Besuchshäufigkeit bestehen.

(vgl. *Heady, Grabka* 2004; *Weber, Schwarzkopf* 2003)

Es wurden statistische Untersuchungen und Analysen durchgeführt, um den gesundheitlichen Staus von Tierbesitzern mit denen von Nichttierbesitzern zu vergleichen. Die Resultate stellen sich insgesamt als sehr heterogen dar. Kein Zweifel besteht mittlerweile daran, dass die Gesellschaft von Tieren positive Auswirkungen auf den Menschen hat (vgl. *Alonso* 1999). Jedoch lässt sich mit rein epidemiologischen Studien nur rein statistisch ein direkter Zusammenhang zwischen Tierbesitz und Gesundheit nachweisen. Das Problem dieser Methodik ist, dass sie keine Rückschlüsse auf kausale Zusammenhänge zulässt (ebd.)

Ein großer Teil der Studien aus diesem Bereich setzt Gesundheit mit der Häufigkeit von Arztbesuchen in Zusammenhang. Es gibt jedoch eine Reihe von Variablen und anderen Gründen, warum bestimmte soziale Gruppen häufiger oder weniger häufig medizinische Dienstleistungen in Anspruch nehmen als andere. Je nach Ausrichtung einzelner Variablen variieren somit auch die Resultate. Des Weiteren sind meist die Stichprobenauswahl und -größe zu bemängeln. Die aus diesen Daten gezogenen Schlussfolgerungen sind kaum verallgemeinerbar und selten repräsentativ.

4.2 Studien über den Einfluss von Tieren auf Risikofaktoren der Herz-Kreislauf-Erkrankungen

Die im Folgenden dargestellten Studien (*Friedmann* et. al 1980; *Friedmann, Thomas* 1995; *Katscher, Segal, Beck* 1983; *Anderson, Reid, Jennings* 1992) (Tabellen 14 bis 17) untersuchten die Frage, ob Tierbesitz möglicherweise mit einem niedrigeren Risiko für Herz-Kreislauf-Erkrankungen verknüpft ist und ob Tiere bzw. der Umgang mit ihnen als präventive Maßnahme zur Risikominimierung genutzt werden könnte.

Die Auswahl der Studien beschränkt sich auf die bekanntesten Veröffentlichungen seit Beginn der wissenschaftlichen Auseinandersetzungen auf diesem Gebiet.

Tabelle 14: Animal companions and one-year survival of patients after discharge from a coronary care unit (*Friedmann, Katcher, Lynch, Thomas* (1980).

Kurz-beschreibung	96 Personen, die einen Herzinfarkt oder eine Angina Pectoris erlitten hatten, wurden nach ihrem Krankenhausaufenthalt einem Test zu ihrer Stimmungslage unterzogen. Ihnen wurden darüber hinaus Fragen zu ihrem häuslichen Umfeld, Familie, Kindern, zur Ehe, Wohnverhältnissen, Interessen und Hobbys gestellt. Eher beiläufig wurde dabei auch nach Haustierbesitz und der Art des Tieres gefragt. Alle Patienten besaßen laut ärztlicher Gutachten etwa gleiche Heilungschancen. Ein Jahr nach der Entlassung wurde überprüft, wie viele der Patienten noch am Leben waren. Vier der Patienten wurden dabei aus den Augen verloren. Von den restlichen 92 Patienten waren 14 verstorben.
Ergebnisse	Die Analyse der Daten stellte eher zufällig eine positive Korrelation zwischen Heimtierbesitz und Überlebensrate fest. Nur 5,7 % der 53 Haustierbesitzer starben, gegenüber 28,2 % der 39 Patienten ohne Haustier. Eine Überprüfung, ob das Ergebnis mit der zusätzlichen Bewegung der Hundehalter im Gegensatz zu anderen Tierbesitzern zusammenhing, ergab keine Korrelation. Keine der Personen, die ein anderes Tier hielt, war während dieser Zeit verstorben.
	Aus diesen Ergebnissen schlossen die Autoren zum einen, dass schwache soziale Integration und frühzeitiger Tod in engem Zusammenhang stehen und zum anderen, dass Tierbesitz bei Herzinfarktpatienten lebensverlängernd wirkt. Tiere seien möglicherweise in der Lage, so die Annahme, die erforderliche Aufmerksamkeit und Gemeinschaft zu bieten.
Anmerkungen	Eine genauere Erklärung für diese Ergebnisse wurde von den Forschern noch nicht erbracht, da es zu dieser Zeit noch keine Veröffentlichungen gab, die derartige Hypothesen gestützt hätten.

(vgl. *Greiffenhagen* 1991; *Alonso* 1999; *Bauer* 2001)

Tabelle 15: Pet ownership, social support, and one-year survival after acute myocardial infarction in the cardiac arrhythmia suppression trial (*Friedmann, Thomas* 1995).

Kurz-beschrei-bung	In Anlehnung an die erste Studie ermittelten *Friedmann* und *Thomas* die Mortalitäts-rate von 369 Herzinfarktpatienten ein Jahr nach deren Entlassung. Neben Tierbesitz (112 Hunde- bzw. Katzenhalter) wurden das Ausmaß der sozialen Unterstützung, kürzlich erfahrene Lebensereignisse, zukünftige Lebensereignisse, physiologische Parameter, psychosoziale Variablen, wie beispielsweise Ängstlichkeit, Ärger, Depression und Aktivität, erfragt.
Ergeb-nisse	20 Patienten starben innerhalb des Jahres. 16 von ihnen besaßen weder Hund noch Katze. Es konnte zwar wieder eine höhere Überlebenswahrscheinlichkeit nach Herz-infarkt bei Haustierbesitzern konstatiert werden, in diesem Fall führten jedoch ledig-lich Hunde zu statistischer Signifikanz (von den Hundebesitzern verstarben 1,1 %, bei den Nichthundebesitzern waren es 6,7 %).
	Friedmann und *Thomas* gingen davon aus, dass Hunde, unabhängig von anderen Variablen, spezielle positive Effekte auf die Mortalitätsrate der Herzinfarktpatienten ausübten, wohingegen Katzen möglicherweise über Prädispositionen verfügen, die eine höhere Mortalität gegenüber Hundehaltern begünstigen. Dennoch profitierten sowohl Katzen- als auch Hundehalter von der sozialen Unterstützung durch ihre Tiere. Denn neben Tier- bzw. Hundebesitz, so die Forscher, ist vor allem das Maß an sozialer Unterstützung wichtig für die Überlebenswahrscheinlichkeit. Aber auch gute physiologische Werte, geringe Ängstlichkeit und eine höhere Erwartung, dass sich im zukünftigen Leben etwas ändern wird, zeigten positiven Einfluss.
Anmer-kungen	*Bergler* merkt in diesem Zusammenhang an, dass die Heimtierbesitzer nicht eindeutig in Tierkategorien getrennt wurden, da einige Tierbesitzer sowohl Katzen als auch Hunde besaßen. Die unterschiedlichen Ergebnisse zwischen den beiden Tiergruppen könnten daher verzerrt sein.

(*Friedmann, Thomas* 1995; *Alonso* 1999; *Bergler* 2000; *Bauer* 2001)

Tabelle 16: Comparison of contemplation and hypnosis for reduction of anxiety and discomfort during dental surgery (*Katcher, Segal, Beck* 1983).

Kurz-beschrei-bung	Dieses Experiment wurde in einer zahnärztlichen Praxis durchgeführt. Versuchs-personen, die sich in einem Stresszustand befanden, da ihnen wenig später ein chirurgischer Eingriff bevorstand, wurden im Wartezimmer fünf verschiedene Entspannungstechniken angeboten. Während eine Gruppe gebeten wurde, ein Poster an der Wand zu betrachten, bat man eine weitere Gruppe, Fische im Aquarium zu beobachten. Des Weiteren wurden Hypnose sowie eine Kombination aus Betrachtung der Fische und Hypnose als auch aus Betrachtung des Posters und Hypnose angeboten. Eine Gruppe diente als Kontrollgruppe. Sie sollte stillsitzen und sich auf den Eingriff konzentrieren. Getestet wurden die Reaktionen der Personen. Vor und nach der Behandlung wurden die Patienten gebeten, einen Fragebogen auszufüllen, der Blutdruck wurde über die gesamte Zeitspanne gemessen, ein neutraler Beobachter beschrieb während des Eingriffs das Verhalten der Patienten. Darüber hinaus gab der Zahnarzt Auskunft über die Kooperation und die Entspannung der Patienten während der Behandlung.

▶▶

Ergeb-nisse	Alle Techniken führten zu einer Blutdrucksenkung und zur Entspannung. Das Betrach-ten des Aquariums und die Hypnose allein wirkten dabei wesentlich entspannender als das Anschauen des Posters oder Stillsitzen. Patienten, die das Aquarium betrachte-ten und anschließend hypnotisiert wurden, erfuhren durch die Hypnose keine weitere Steigerung der Entspannung, wohingegen bei Versuchspersonen, die zuvor ein Poster betrachteten, durch Hypnose eine Besserung der Entspannungswirkung erzielt werden konnte. *Katcher, Segal* und *Beck* stellten die Hypothese auf, dass die Gegenwart von ungestör-tem Leben beruhigend wirkt. Eine Erklärung dafür sahen sie in der Evolutionsge-schichte. Der Anblick und die Geräusche von ungestörten Tieren und Pflanzen waren immer ein wichtiges Zeichen von Sicherheit. Die ruhig im Aquarium schwimmenden Fische und die sanft im Wasser wiegenden Pflanzen vermittelten den Patienten ein Gefühl von Sicherheit, das wiederum zu Entspannungseffekten führt.
Anmer-kungen	Diese Studie stellte unter Beweis, dass nicht nur das Streicheln eines Tieres, sondern die bloße Anwesenheit und das Betrachten von Tieren Stress und Angst reduzierend und Blutdruck senkend wirken. Zahlreiche weitere Studien bestätigten diese Ergebnisse (vgl. *Friedmann, Wilson, Katcher* et al. In: *Greiffenhagen* 1991; *Alonso* 1999). Einstimmigkeit herrscht auch über die Schlussfolgerungen, dass die Anwesenheit eines Tieres die Wahrnehmung der Untersuchungssituation modifiziert, eventuell auftretendes Unbehagen und Sorgen vermindert und somit eine Art Trostquelle darstellt (vgl. *Alonso* 1999). Dennoch sind die zugrunde liegenden Prozesse bis heute nicht ausreichend geklärt. Es existieren zahlreiche Hypothesen, Beweise fehlen jedoch bis heute. Gesichert scheint, dass die in *Friedmanns* et al. beschriebene höhere Überlebens-chance von Patienten nach Herzinfarkt durch ihre Haustiere mit deren Stress reduzierenden und Blutdruck senkenden Wirkungen zusammenhängen.

(vgl. *Greiffenhagen* 1991; *Alonso* 1999; *Bauer* 2001)

Tabelle 17: Pet ownership and risk factors for cardiovascular disease
        (*Anderson, Reid, Jennings* 1992).

Kurz-beschrei-bung	5741 Menschen im Alter zwischen 20 und 60 Jahren in Melbourne erhielten kostenlos eine medizinische Untersuchung, in der Blutdruck, Plasmacholesterol und Triglyzeride ermittelt wurden. Erforscht werden sollte, ob ein Zusammenhang zwischen Risiko-faktoren für Herz-Kreislauf-Erkrankungen und Tierbesitz besteht. 784 Personen besaßen ein Haustier. Sozioökonomisch waren die Gruppen der Heimtierbesitzer und Nichtheimtierbesitzer vergleichbar. Ebenso wenig gab es signifikante Unterschiede im Zigarettenkonsum oder Körpergewicht.
Ergeb-nisse	Es wurde festgestellt, dass die systolischen Blutdruckwerte sowie die Triglyzeridwerte bei Tierbesitzern niedriger waren als bei Menschen ohne Haustier. Bei Männern mit Haustieren lagen auch die Cholesterolwerte niedriger. Allgemein waren die Unter-schiede bei Männern gravierender als bei Frauen. Die Risikofaktoren für Herz-Kreis-lauf-Erkrankung waren demzufolge bei Tierbesitzern niedriger, was nicht auf Gewicht oder andere somatische Daten zurückzuführen war. Es stellte sich sogar heraus, dass Tierbesitzer mehr Fleisch und Fastfood aßen als Nichttierbesitzer, jedoch hatten sie mehr Bewegung. Das Essverhalten, das eher für ein höheres kardiovaskuläres Risiko spricht, ließ vermuten, dass Tiere für die Reduktion der Risikofaktoren verant-wortlich sind. Als eine Erklärung wurden die vermehrten körperlichen Aktivitäten herangezogen. ▶▶

Anmer-kungen	In diesem Zusammenhang wurde die hohe Relevanz von Tieren für Prävention und Gesundheitsförderung betont.
	Die Ursache allein in der vermehrten körperlichen Aktivität zu suchen, ist jedoch zu kurz gegriffen, da beispielsweise keine Unterschiede zwischen Hundebesitzern und Besitzern von Aquariumfischen festgestellt werden konnten. Andere Forscher sahen die Erklärung derartiger Effekte auch in der positiven Beeinflussung von psychosozialen Faktoren, wie Angst oder Isolation. Patroneck und Glickman stellten die Hypothese auf, dass Haustiere auch durch ihre Einfluss-nahme auf die psychosozialen Risikofaktoren die Wahrscheinlichkeit einer Herz-Kreis-lauf-Erkrankung mindern (vgl. *Patroneck, Glickman* 1993. In: *Ford, Olbrich* 2003). Kritisch anzumerken ist, dass die Interpretation der gewonnenen Daten aufgrund der unterschiedlichen Anzahl von Tier- und Nichttierbesitzern erschwert ist. *Bergler* betont darüber hinaus, dass die gefundenen Zusammenhänge nicht zwingend auf kausale Beziehungen zwischen den erhobenen Variablen schließen lassen und somit unklar bleibt, ob Tierbesitz die Gesundheit direkt beeinflusst.

(vgl. *Alonso* 1999; *Bergler* 2000; *Bauer* 2001; *Ford, Olbrich* 2003)

Warum und wie genau die beeinflussende Wirkung von Tieren auf Risikofaktoren von kardiovaskulären Erkrankungen besteht, ist, wie aus den vorgestellten Studien hervorgeht, weiterhin unklar. Einigkeit herrscht jedoch darüber, dass eine positive Beeinflussung nachweisbar ist, die es gesundheitsförderlich zu nutzen gilt. Diese Untersuchungen zeigten deutlich das Potenzial, dass Tiere innerhalb der vorgestellten Präventionsansätze (vgl. Kapitel 3.4) besitzen und dass sich eine Integration der beschriebenen Wirkungen der Tiere als sehr nutzbringend für die Gesundheitsförderung erweisen kann.

Jedoch ist das Potenzial dieser präventiven Effekte von Tieren noch lange nicht ausgeschöpft. Die folgenden Studien geben einen Überblick über die psychosozialen Wirkungen von Tieren auf das Wohlbefinden des Menschen.

4.3 Studien über die Auswirkung von Tieren auf das psychosoziale Wohlbefinden des Menschen

Psychosoziales Wohlbefinden hängt von verschiedenen Faktoren ab, z. B. Integration und sozialer Kontakt, Erfahrung von Zuwendung, Körperkontakt und Wertschätzung, von der Fähigkeit, Stress zu bewältigen oder dem Gefühl, gebraucht zu werden. Inwieweit Tiere diese Faktoren beeinflussen können und positive Effekte auf das psychosoziale Wohlbefinden der Menschen erzielen können, ist Gegenstand der nachfolgenden Studien (Tabellen 18 bis 23). Dabei wurden vor allem jene ausgewählt, die zum einen wichtige Anstöße zur Erforschung der Mensch-Tier-Beziehung initiiert haben und daher als Klassiker betrachtet werden (*Mugford, McComsky* 1975; *Corson, Corson* 1977; *Messent* 1983; *Salomon, Lavelle, Hogart-Scott* 1981) (Tabellen 18 bis 21). Zum anderen wurden auch Untersuchungen ausgewählt, die eine hohe Relevanz für ältere Menschen aufweisen, wie beispielsweise die deutschen Untersuchungen von Bergler (o. J.) (Tabelle 22) und *Graf* (1999) (Tabelle 23).

Tabelle 18: Wellensittichstudie (*Mugford, Comsky* 1975).

Kurz-beschrei-bung	In dieser Studie sollte der psychotherapeutische Wert von Wellensittichen auf alte Menschen erforscht werden. 30 allein lebende Menschen im Alter zwischen 75 und 81 Jahren, die kein Haustier besaßen, wurden in fünf verschiedene Gruppen auf geteilt. Die Teilnehmer der ersten Gruppe erhielten einen Wellensittich und besaßen darüber hinaus einen Fernseher. In der zweiten Gruppe bekamen die Versuchspersonen eine Begonie. Auch sie waren im Besitz eines Fernsehers. Die Personen der Gruppe drei erhielt ebenfalls einen Wellensittich, verfügten jedoch über kein TV-Gerät. Auch in der vierten Gruppe war bei niemandem ein Fernseher vorhanden. Sie erhielten eine Begonie. Die fünfte Gruppe diente als Kontrollgruppe und erhielt weder eine Zimmerpflanze noch einen Wellensittich. Einige von ihnen besaßen einen Fernseher, andere nicht. Vor Beginn und nach Ende der Studie füllten die Teilnehmer einen umfangreichen Fragebogen aus, der Auskunft über die eigene Einstellung zu sich selbst, aber auch anderen Menschen gegenüber geben sollte. Fünf Monate lang wurden die Versuchspersonen regelmäßig durch eine Sozialarbeiterin besucht und über ihre Erfahrungen und Einstellungen befragt.
Ergeb-nisse	Die Existenz oder das Fehlen eines Fernsehers hatte keine Auswirkungen auf die Antworten des Fragebogens. Bei Besitz eines Wellensittichs zeigten sich jedoch bei den Beteiligten in allen Bereichen bessere Werte als vor dem Experiment. Vor allem die Einstellung gegenüber anderen Menschen und gegenüber der eigenen psychischen Gesundheit fiel wesentlich positiver aus. Dabei waren die Unterschiede zwischen den Wellensittichbesitzern signifikant zur Kontrollgruppe, wie auch zu den Begonienbesitzern. Die Wellensittichbesitzer fühlten sich glücklicher, gesünder, waren deutlich sozialer als vorher, der Kontakt mit Nachbarn erhöhte sich, da sie vermehrt Besuch bekamen, aber auch selbst mehr Leute besuchten. Die Vögel fungierten als Eisbrecher. Der Besitz von Begonien zeigte wenige Veränderungen. Lediglich im Hinblick auf die Sozialität schnitten die Begonienbesitzer besser ab, als die Kontrollgruppe. Die Autoren konnten feststellen, dass die Probanden eine enge Bindung zu den Vögeln aufgebaut hatten. Sie waren Gesprächspartner geworden. Nach anderthalb Jahren fand eine nochmalige Befragung statt, in der festgestellt wurde, dass alle Personen ihren Wellensittich behalten hatten und die positiven Effekte auf psychischer und sozialer Ebene stabil geblieben waren.
Anmer-kungen	Auch wenn die Anzahl der Probanden gering war, gilt diese Studie als Klassiker der frühen Studien über alte Menschen und Haustiere. Der Einfluss von Tieren auf das soziale Verhalten von Menschen wurde durch zahl-reiche weitere Studien untersucht (*Corson* 1977; *Messent* 1983). Ihre Funktion als Eisbrecher übten die Tiere, so die Erkenntnisse, in zweierlei Hinsicht aus: Zum einen erleichtern sie den ersten Kontakt zwischen einander fremden Menschen. Sie fungieren als eine Art Mittler. Zum anderen ermöglichen sie es Menschen im therapeutischen Kontakt sich zu öffnen und sind so maßgeblich am Erfolg einer Behandlung beteiligt.

(vgl. *Greiffenhagen* 1991; *Bauer* 2001; *Smet* 2005)

Tabelle 19: Pet dogs as nonverbal communication links in hospital psychiatry (*Corson, Corson* 1977).

Kurz-beschrei-bung	Ein interdisziplinäres Team wählte Patienten einer psychiatrischen Klinik aus, die auf keine konventionellen Therapieversuche ansprachen. 50 Patienten nahmen an einem Versuch teil, der die Effektivität tiergestützter Psychotherapie ermitteln sollte. Von acht Probanden wurden Videoaufnahmen zur Dokumentation angefertigt. Bei fünf weiteren Patienten wurden detaillierte Fallstudien durchgeführt. Diese untersuchten unter anderem die Reaktionszeit zwischen Fragen und Antworten der Patienten und die jeweilige Antwortdauer. Die Begegnungen mit dem Tier fanden überwiegend im Zwinger statt, lediglich für die Bettlägerigen wurden die Tiere ins Zimmer gebracht.
Ergeb-nisse	47 der Patienten zeigten nach Abschluss der Studie deutliche Zeichen einer Besserung ihres Befindens. Drei anfangs ausgewählte Patienten nahmen keines der Tiere an. Bei ihnen schlug der Versuch fehl. Innerhalb der Einzelfallstudien führte der regelmäßige Tierkontakt zu deutlich schnelleren Reaktionszeiten und längeren Antworten. Die Forscher beobachteten, dass es den Patienten aufgrund der Tiere leichter fiel, soziale Kontakte zu knüpfen. In den Interaktionen zwischen allen Beteiligten breitete sich ein »erweiterter Kreis aus Wärme und Zuneigung« aus (*Bauer* 2001, zit. n. *Corson* 1977:65). In ihren Erklärungen wiesen die *Corsons* den Tieren eine Rolle als »**sozialer Kataly-sator**« zu. Damit ist für sie, aus der Sicht der Patienten, die Kommunikation mit einem Tier der erste Schritt auf dem Weg zur Kommunikation mit einem Therapeuten und der menschlichen Mitwelt.
Anmer-kungen	Ursprünglich wollte das Forscherehepaar *Corson* eine Studie zu Gefühlsstress und Sozialität als Bedingung für psychische Störungen anhand der Verhaltensmerkmale von Hunden durchführen. Dazu brachten sie 20 verschiedenrassige Hunde in Zwingern neben einer psychiatrischen Klinik unter. Angezogen vom Gebell der Hunde interes-sierten sich einige Patienten der Klinik für die Tiere. Darunter waren auch Kranke, die noch kein einziges Wort gesprochen hatten. Sie wollten mit den Hunden spielen, sie streicheln oder beim Füttern helfen. Diese verblüffende Beobachtung ermutigte die *Corsons*, das Forschungsziel umzuformulieren, um diese Effekte von Tieren genauer zu untersuchen. Die katalysatorische Wirkung der Tiere beruht auf der Vermittlung einer angemesse-nen und befriedigenden sozialen Interaktion. Denn es ist nahezu unwahrscheinlich, dass diese Patienten im Zusammenleben mit Tieren das erleben, was ihnen immer wieder durch Menschen vermittelt wurde: Zurückweisung/-setzung und Demütigung (vgl. *Greiffenhagen* 1991). Die Grundidee der *Corsons* bestand darin, den Kranken ein Tier zuzuführen, das ihnen keine Angst bereitete, jedoch Liebe und Bewunderung vermittelte. Die Katalysatorfunktion der Tiere lässt sich dabei wie folgt beschreiben: Durch zunächst nonverbale, taktile Interaktion entwickelte sich eine gute, tragfähige Beziehung zum Tier. Dann dehnte sich der Kreis sozialer Kontakte allmählich auf die Therapeuten, später auf das Klinikpersonal und andere Patienten aus. Schritt für Schritt konnte innerhalb dieser Ausweitung die nonverbale Form der Interaktion durch die verbale Kommunikation und eine breiter werdenden Palette verschiedener Stimmungen und Gefühle ersetzt werden.

(vgl. *Greiffenhagen* 1991; *Bauer* 2001)

Tabelle 20: Social facilitation of contact with other people by pet dogs (*Messent* 1983).

Kurz-beschrei-bung	In dieser zweiteiligen Untersuchung sollte herausgefunden werden, inwiefern Hunde dazu beitragen, die sozialen Interaktionen zwischen Haltern und der Umgebung zu erleichtern. Im ersten Teil wurden acht Hundebesitzer aufgefordert, zwei Spaziergänge im Londoner Hydepark, einmal mit und einmal ohne Hund, auf für sie neuen Routen zu unternehmen. Eine Beobachterin dokumentierte die Reaktionen der Passanten auf die Hundehalter. Es wurde in acht Kategorien unterschieden: keine Reaktion, Anschauen des Hundes, Anschauen des Halters, Schrittverlangsamung bzw. Umdrehen, Anhalten, Sprechen mit dem Hund, Berühren des Hundes und Sprechen mit dem Besitzer. In einer zweiten Untersuchung wurden 40 Hundehalter auf ihren gewohnten Spazier-routen beobachtet. Dabei wurde zusätzlich auf die Interaktionen zwischen Halter und Tier geachtet.
Ergeb-nisse	Die Auswertungen ergaben, dass das Zustandekommen von Kontakten zwischen Hundehaltern und anderen Personen mit Hund signifikant wahrscheinlicher war, selbst wenn es sich für die Probanden um eine vollkommen neue Umgebung handelte. Die Anzahl der im Park entstandenen Kontakte war deutlich höher als auf der Straße. Dies wurde damit erklärt, dass sich die Leute im Park entspannter und freundlicher zeigten und eher bereit waren, auf andere Spaziergänger zuzugehen. Kein Unterschied wurde im Alter der Passanten festgestellt, die mit den Probanden in Kontakt traten. Häufig wurden sie angelächelt und oft freundlich gegrüßt. Bei Gesprächen wurden niemals die Hundebesitzer direkt angesprochen, sondern das Wort zuerst an den Hund gerichtet. Auffällig war ebenfalls, dass die Spaziergänge mit Hund auf derselben Route deutlich länger dauerten als ohne Tier. Daraus schlussfolgerte *Messent*, das die Chance zum sozialen Kontakt mit einem Hund ungleich höher ist als ohne. Dieser Effekt des Eisbrechers von Tieren wurde ebenfalls in der Länge von Gesprächen deutlich. In gewohnter Umgebung waren die Unterhaltungen zwischen Hundehalter und Passant deutlich länger, als ohne Hund. Aus solchen längeren Kontakten können wiederum Freundschaften entstehen, die das soziale Netzwerk der Hundehalter verstärken. Erstaunlich war, dass Männer am meisten von diesem Effekt profitierten. Wahrscheinlich können sie damit kommu-nikative Kontaktdefizite besser kompensieren.
Anmer-kungen	Die Ergebnisse wurden durch eine Vielzahl von durchgeführten Umfragen mit Hunde-haltern gestützt. Auch Bergler kam in einer deutschen Studie zu den gleichen Schlüs-sen (vgl. *Bergler* 2000). Der Effekt eines Tieres als »sozialer Katalysator« ist besonders für geriatrische und psychiatrische Therapien zunehmend von Bedeutung.

(vgl. *Greiffenhagen* 1991; *Bergler* 2000; *Bauer* 2001)

Tabelle 21: Ein Hund im Heim – Eine Studie über Haustiere an der geriatrischen Klinik Caulfield (*Salomon, Lavelle, Hogart-Scott* 1981).

Kurzbeschreibung	Ein interdisziplinäres Team, bestehend aus Veterinären, Psychologen und Mitarbeitern der Universität Melbourne, führte 1981 die erste große australische Studie über ein Interaktionsprogramm zwischen Patienten und Tieren durch. Sechs Monate lang wurde der ehemalige Blindenhund Honey auf zwei Langzeitstationen bei seinen Aktivitäten mit den Patienten beobachtet. Alle 60 Patienten der beiden Stationen nahmen an der Untersuchung teil. Eine dritte Station, zu der Honey keinen Zugang hatte, diente als Kontrollgruppe. Das Durchschnittsalter betrug ca. 80 Jahre. Herz-Kreislauf-Erkrankungen, Arthritis, Altersverwirrtheit, Bettlägerigkeit und Einschränkungen in der Mobilität wurden am häufigsten dokumentiert. Der überwiegende Teil der Probanden hatte im Laufe des Heimaufenthaltes die Kommunikation mit der Umwelt eingestellt. Honey verbrachte den ganzen Tag frei mit den Patienten. Er nahm an allen Aktivitäten der Station teil. Registriert wurde jeder Kontakt, angefangen vom Blickkontakt über Streicheln bis hin zum leisen Ansprechen des Hundes. Gleichzeitig wurde auch das Verhalten der Patienten beobachtet. Dazu gehörten ihre Stimmungen, die sozialen Beziehungen zu Zimmergenossen und Personal. Zwei Patienten konnten ihre Angst vor Honey nicht ablegen. Die restlichen Probanden hingegen akzeptierten ihn in kürzester Zeit. Zusätzlich wurde das Personal von Anfang an in die Untersuchung eingebunden und regelmäßig monatlich befragt.
Ergebnisse	Im Laufe der Untersuchung wurde festgestellt, dass die Patienten öfter und mehr lächelten und lachten, dass sich die Kontakte zu Mitpatienten und Personal intensivierten und dass ihr Lebenswille stärker wurde. Ein Indikator für soziale Kontakte war die Zeit, die am Tag in Gesellschaft anderer verbracht wurde. Zu Beginn waren die Bewohner bis zu 16 Stunden täglich allein, am Ende hingegen nur noch 11 Stunden. In dieser Untersuchung wurde abermals deutlich, dass Männer in höherem Maße von der Gegenwart von Tieren profitieren als Frauen. Ihre Bereitschaft, Kontakt zu Mitmenschen aufzunehmen, stieg während der Anwesenheit von Honey von Null auf einen durchschnittlichen Wert, der keinen Unterschied mehr zwischen Frauen und Männern aufwies. Die anfänglichen Befürchtungen des Personals, lautes Gebell, wildes Herumtollen, Schmutz oder Aggressivität würden den Stationsablauf stören, lösten sich sehr schnell auf. Nur noch 2 % von anfänglichen 24 % der Betreuer waren am Ende des Programms der Meinung, der Hund mache Arbeit. Selbst sehr skeptische Pfleger nannten Honey nach Beendigung der Untersuchung eine echte Bereicherung des Klinikalltages. Mehrfach wurde berichtet, dass der Hund die Station insgesamt freundlicher, wohnlicher und behaglicher machte. Ein Teil des Personals war sogar davon überzeugt, dass Honey ihre Arbeit erleichtert habe, weil sie von den Bewohnern weniger beansprucht wurden. Als Fazit bemerkten die Forscher: *»Die Analyse der Interviewdaten und der Beobachtungen zeigte positive Wirkungen bei einer signifikanten Anzahl von Patienten im Hinblick auf ihr emotionales Wohlbefinden und ihre körperliche Aktivität. Es war letztendlich gesteigerte Lebensfreude ... eine besonders wichtige Wirkung«* (*Greiffenhagen* 1991:118, zit. n *Cusack, Smith* 1994).
Anmerkungen	Vorbild für diese australische Untersuchung waren die Studien der *Corsons*, deren Ergebnisse weltweit für Aufsehen sorgten. Die *Corsons* übertrugen ihre Befunde, gewonnen aus Untersuchungen mit psychisch erkrankten Menschen in Anstalten, auf die Situation geriatrischer Patienten in Pflegeheimen. Dabei bestätigten sich die Ergebnisse. Sie beobachteten, dass Tiere mehr Wachheit, Heiterkeit und Leben auf die Stationen brachten. In Versuchen war es ihnen gelungen, Patienten wieder zum Sprechen zu bewegen, die vorher kein einziges Wort mehr gesagt hatten.

▶▶

> *Salomon* et al. konnten mit ihrer Untersuchung die amerikanischen Ergebnisse unterstützen, da sie vergleichbare Effekte hervor brachten.
> Honey, ein Golden Retriever, war ein ehemaliger Blindenhund der »Royal Dog Association« und somit sehr gut ausgebildet, um auf menschliche Bedürfnisse adäquat reagieren zu können. Weiterhin war die Einstellung der Betreuer zum Programm für den Erfolg dieser Untersuchung entscheidend.
> Es zeigte sich, wie wichtig sorgfältige Planung und der Wille zur Kooperation sind, um derartige Unternehmungen in pflegerischen Institutionen einzuführen.

(vgl. *Greiffenhagen* 1991)

Tabelle 22: Studie über die Bedeutung von Katzen bei kritischen Lebensereignissen (*Bergler* o. J.).

Kurz-beschrei-bung	Das zentrale Interesse der Untersuchung galt der Frage, ob Tiere, speziell Katzen, auch in extremen Stresssituationen, wie kritischen Lebensereignissen, positive Effekte im Sinne einer co-therapeutischen Funktion erzielen können. Als kritische Lebensereignisse wurden Arbeitslosigkeit (mindestens sechs Monate), Dauerstress am Arbeitsplatz (mindestens drei Monate), Trennung vom Partner (nicht länger als sechs Monate), Partnerschaftskonflikte (kontinuierlich über mindestens vier Monate) sowie lange schwere Krankheit (mindestens drei Monate) definiert. 20 Personen, mit oder ohne Katze, die sich in einer solchen Lebenssituation befanden und diese als sehr belastend empfanden, wurden in einer Pilotstudie mit offenen Fragestellungen zu diesem Thema befragt. Ziel war es, mögliche Orientierungs-, Erlebnis- und Verhaltensmuster in Krisenerleben und -bewältigung unter besonderer Berücksichtigung des Katzenbesitzes zu erhalten. Die Aussagen wurden ausgewertet, um daraus ein Erhebungsinstrument für eine Repräsentativstudie zu konzipieren. In einer zweiten Erhebungsphase wurden 150 Personen, die sich in einer Krisensituation befanden, mit Hilfe des entwickelten Fragebogens zu dieser Situation befragt. Die Arten der verschiedenen Lebenskrisen waren in ihrer Anzahl gleich verteilt. Die Hälfte der Versuchspersonen besaß eine Katze, die andere Hälfte besaß keine. Dabei unterschieden sich die Katzen- und Nichtkatzenbesitzer bezogen auf Alter, Familienstand und Schulbildung nicht.
Ergeb-nisse	Die Befragungen zeigten, dass bei Eintritt des kritischen Lebensereignisses in der emotionalen Betroffenheit keine qualitativen Unterschiede zwischen Katzen- und Nichtkatzenbesitzern nachweisbar waren. Eine Katze kann demnach die zentrale Betroffenheit des Menschen, die durch die Krise ausgelöst wurde, nicht verhindern, aber im Zeitablauf vermindern und zu mehr Aktivität stimulieren. Die psychologische Bedeutung der Katze nimmt nach dem Kriseneintritt zu, ebenso die Beziehungsqualität zum Tier. Es konnte festgestellt werden, dass spielerische, schmusende und kommunikative Beschäftigungen mit dem Tier weit über den durchschnittlichen Werten der Bevölkerung lagen. Wesentliche Wirkungen waren dabei Trost und Beruhigung, Ablenkung, Anregung etwas zu tun, um die Lethargie zu überwinden, Stimulation zum Lachen und Aufmuntern, zärtliche Partnerschaft ohne Konflikte, Erleben von Verständnis und Zuhören. Damit sieht Bergler die wesentliche Voraussetzung für eine Katalysatorwirkung der Katze bei Alltagsschwierigkeiten und Krisen erfüllt. Sie hilft dabei, verhärtete Einstellungen und Überzeugungen durch die Intensität positiver Gefühle zu lockern und veränderungsfähig zu machen sowie den persönlichen Willen zu stärken, sich mit der Situation auseinandersetzen zu wollen, um eine Veränderung herbeizuführen. Katzen besitzen somit die Fähigkeit, so *Bergler*, kognitive Erstarrungen ebenso wie emotionale Barrieren zu durchbrechen und so den Teufelskreis aus Resignation und Depression zu stoppen. Er sieht die Katze als Vermittler von Alltagsfreuden. Die Katzenbesitzer entwickelten während des Krisenverlaufs,

▶▶

	im Vergleich zu den Menschen ohne Katze, in der Gesamttendenz verstärkt aktive Verarbeitungsmechanismen und eine positive Einstellung. Menschen ohne Tier versuchten eher die Krise zu verdrängen und waren häufiger resignativ und depressiv eingestellt. Katzen besitzen demnach in existenziell relevanten Lebenskrisen eine »co-therapeutische« Wirkung (vgl. *Bergler* 2000).
Anmer-kungen	*Bergler* ist einer der führenden Experten in Deutschland im Bereich therapeutischer und präventiver Wirkungen von Heimtieren auf den Menschen. Weitere durch ihn durchgeführte Studien mit Hunden oder Wellensittichen führten zu vergleichbaren positiven Effekten auf den Menschen. Die hier dargestellte Studie wurde exemplarisch gewählt und stammt aus seinem Buch »Gesund durch Heimtiere«. Erhebungszeitraum und Titel dieser Studie sind jedoch nicht erwähnt. Die Vermutung liegt nahe, dass auch andere Tiere wie Hunde, Vögel oder Kaninchen etc. ähnliche positive Wirkungen in kritischen Lebensereignissen erzielen können. Da ein Übertritt in ein Heim, verbunden mit spürbaren geistigen und körperlichen Verlusten sowie gravierenden Veränderungen im sozialen Bereich, wie sie demenziell Erkrankte spüren, ebenso kritische Lebensereignisse darstellen (vgl. *Koch-Straube* 1997), wird die Relevanz von Tieren für diese Personengruppe besonders deutlich.

(vgl. *Bergler* 2000; *Koch-Straube* 1997)

Tabelle 23: Betagte Menschen und ihre Haustiere – Förderliche und problematische Aspekte der Haustierhaltung und Implikationen für die (Kranken-)Pflege: Eine beschreibende Untersuchung (*Graf* 1999).

Kurz-beschrei-bung	Diese phänomenologisch angelegte Untersuchung ging den Fragen nach, wie sich Haustiere auf das subjektive Befinden alter Menschen auswirken, welche Wünsche Betagte haben, wenn sie oder ihr Tier krank werden, und wie sich Krankheit und Verlust des Tieres auswirken. Zwölf Untersuchungspersonen (neun Frauen und drei Männer) im Alter zwischen 75 und 95 Jahren, die Katzen, Hunde und Vögel besaßen, wurden in halbstrukturierten Interviews zu dieser Thematik befragt. Acht der Personen verfügten zum Zeitpunkt des Interviews über ein Tier, die anderen fünf hatten einen Tier (Hund) verloren. Sieben Befragte waren verwitwet, die restlichen ledig. Sechs Personen lebten noch in einem eigenen Haushalt, fünf im Altersheim und eine Person in einer altengerechten Wohnung. Zwei der Tiere gehörten daher zum Heim. Von den insgesamt zwölf Befragten kamen fünf aus ländlichen Gegenden und sieben aus der Stadt.
Ergeb-nisse	Alle Befragten äußerten eine Bereicherung ihres Gefühls- und ihres sozialen Lebens durch ihr Tier. Die alten Menschen erfuhren durch ihr Tier Gefühlsqualitäten wie Liebe, Freude und Glück sowie Wertschätzung und Treue. Für viele stellte das Tier den eigentlichen Lebensinhalt dar und war oft »die Familie« im eigentlichen Sinn. Einige der Betagten bezeichneten ihre Tiere als ihr Kind. Eigene Werte, Ziele, ihren Lebensstil und Gewohnheiten hatten die alten Menschen in die Tierbeziehung integriert. Sie fühlten sich vom Tier verstanden. Dies umfasste nicht nur das akus-tische Gehörtwerden, sondern schloss das Wahrnehmen, Annehmen und Verstehen der eigenen Person durch das Tier mit ein. Im zwischenmenschlichen Kontakt dagegen äußerten die Untersuchungspersonen das Gefühl, nicht verstanden zu werden. Sie äußerten, dass ihnen nicht zugehört wird. Viele Befragte beklagten sich in diesem Zusammenhang über die Beeinträchtigung ihrer Sinnesorgane. Die alten Menschen hoben darüber hinaus hervor, dass ihnen die Versorgung der Tiere sinnvolle Beschäftigung gab und ihnen das Gefühl vermittelte, gebraucht zu werden. Auch konnte festgestellt werden, dass die mit der Tierhaltung verbundenen Aufgaben, wie Einkaufen, verschiedenartige soziale Kontakte initiierten und zu mehr Aktivitäten ▶▶

	anregten. Die Untersuchungspersonen wiesen in ihren Interviews ausdrücklich darauf hin, dass sie es den Tieren verdanken, nicht mehr einsam zu sein. Sie erlebten durch ihr Tier eine Steigerung ihrer nachlassenden Lebenskraft. Auch fühlten sie sich mit der Natur verbunden. Zehn der Befragten hatten bereits in der Kindheit Tiere. Die Befragung zeigte deutlich, dass eine Tendenz besteht, jener Tierart treu zu bleiben, zu der bereits in der Kindheit Kontakt bestand. Die Tiere stellten somit eine Verbindung zur Vergangenheit der betagten Menschen dar. Als Belastung wurden vor allem die finanziellen Kosten, körperliche Überforderungen sowie zusätzliches Leiden und Sorgen um das Tier bei gesundheitlichen Problemzeiten, beispielsweise bei Krankenhausaufenthalten, genannt. Die Befragten wünschten sich, mit dem Tier zusammenbleiben zu können und hatten die Hoffnung, dass es ihnen und dem Tier weiter gut gehen möge. Alle Untersuchungspersonen mit Tier äußerten ihre Sorge um die Zukunft ihres Tieres bei eigenem Tod oder Pflegebedürftigkeit. Keine der Personen hat jedoch für diesen Fall Vorkehrungen getroffen. Der Verlust eines Haustieres, der bei den Befragten zwischen zwei Monaten und vier Jahren zurücklag, wurde als sehr schmerzlich empfunden. Unabhängig von der vergangenen Zeit des Verlustes hatten nur zwei Befragte den Tod des Tieres angemessen verarbeitet. Die Befragten beklagten als länger andauernde Auswirkung den Verlust einer sinnvollen Beschäftigung sowie des Tagesablaufs und dadurch das Gefühl von Langeweile. Dies führte zu einer Verschlechterung ihres Gesundheitszustandes und zu gehäuften depressiven Verstimmungen. Die alten Menschen selbst führten dies auf den Mangel an Bewegung zurück. Es stellte sich heraus, dass all die gewohnten Aufgaben und Tätigkeiten, wie z. B. Spaziergänge, nach dem Tod des Tieres eingestellt wurden und die Untersuchungspersonen passiver wurden. Die Motivation, daran etwas zu ändern, fehlte.
Anmerkungen	Auch wenn die Stichprobengröße klein war, verdeutlicht diese Befragung dennoch die Potenziale, die Tiere für die Lebensqualität gerade bei älteren Menschen bieten können. Die Untersuchung macht aber auch deutlich, welche zusätzlichen Belastungen entstehen, wenn in kritischen Lebensereignissen wie Krankheit, Pflegebedürftigkeit, Krankenhauseinweisung oder Heimeintritt das Tier unversorgt bleibt. Daher bedarf es Lösungen, um mit diesen Sorgen und Problemen der alten Menschen adäquat umzugehen. Auch wurde festgestellt, wie schmerzlich ein Verlust des Tieres ist und wie sich dieser auf das emotionale Empfinden, den gesundheitlichen Status und die Lebensqualität auswirken kann. Inwieweit pflegerisch und therapeutisch interveniert werden kann und muss, ist Gegenstand des fünften Kapitels.

(vgl. *Graf* 1999)

Diese Studien zeigen, dass Tiere vielfältige Auswirkungen auf das psychosoziale Wohlbefinden bestimmter Personengruppen haben. Sie sind in der Lage, eine Vielzahl menschlicher Bedürfnisse zu befriedigen, bieten psychologische Unterstützung in Krisen- und Stresssituationen, sind Lebenshilfe insbesondere für alte und kranke Menschen, vermitteln Alltagsfreuden und fungieren als soziale Katalysatoren und Eisbrecher. Die kausalen Zusammenhänge und die genauen Wirkmechanismen, die hinter diesen Effekten auf den Menschen stehen, können aber auch mit diesen Studien nicht hinreichend erklärt werden.

Die Frage, warum Tiere derart positive Wirkungen beim Menschen hervorrufen, tritt bislang hinter der Suche nach weiteren Effekten zurück. Damit jedoch ist die Erforschung des therapeutischen Nutzens verbunden.

4.4 Studien über die Bedeutung von Tieren für Menschen mit Demenz

Die Studienlage über positive Effekte von Tieren auf Menschen mit Demenz ist derzeit noch sehr begrenzt. Es sind jedoch Tendenzen zu beobachten, die Bedeutung von Tieren auf demenziell erkrankte Menschen genauer zu untersuchen. Die dargestellten Studien (*Cusack, Smith* 1984; *Churchill* et.all. 1999; *Tölk, Djalilian, Bubna-Littiz* o. J.) (Tabellen 24 bis 26) geben einen Einblick.

Tabelle 24: Pets and the elderly: The therapeutic bond (*Cusack, Smith* 1984).

Kurz-beschrei-bung	Bei dieser Untersuchung wurden die Auswirkungen von Tierbesuchen in einer betreuten Wohngruppe von demenziell erkrankten Menschen protokolliert. Einmal pro Woche besuchte eine Tierpflegerin mit acht jungen Hunden und Katzen für je drei Stunden die Bewohner, die sich in einem Raum versammelt hatten. Sie konnten die Tiere streicheln, auf den Schoß nehmen oder ihnen nur zuschauen. Eine Kontrollgruppe in einem anderen Heim erhielt stattdessen einmal pro Woche Menschenbesuch. Untersucht wurden beide Gruppen vor und nach dem Experiment auf Selbstbeurteilung ihres Gesundheitszustandes, psychisches Wohlbefinden, Lebenszufriedenheit, Interesse an sozialen Kontakten, Kommunikationsfähigkeiten, Sorgfalt im Hinblick auf ihr äußeres Erscheinungsbild, psychosoziale und geistige Fähigkeiten sowie Depressionsneigung. Zu Beginn der Untersuchung unterschieden sich beide Gruppen hinsichtlich dieser Merkmale nicht voneinander. Nach zwei Monaten erfolgte eine Kontrolluntersuchung.
Ergeb-nisse	Die Kontrolluntersuchung zeigte deutliche Unterschiede zwischen beiden Gruppen. Während bei den Bewohnern ohne Tier keine Veränderungen feststellbar waren, zeigten die Bewohner mit Tierbesuchen in sechs der acht untersuchten Merkmale Fortschritte. Lediglich die Sorgfalt für das äußere Erscheinungsbild sowie die Beurteilung des eigenen Gesundheitszustandes blieben unverändert.
Anmer-kungen	Die Autoren wiesen in ihrem Abschlussbericht darauf hin, dass die untersuchten Merkmale Indikatoren für die Lebensqualität dieser alten Menschen waren und die positiven Ergebnisse dieses Besuchsprogramms leicht durch ehrenamtliche Helfer oder vom Personal des Heims selbst herbeigeführt werden könnten, um die psychosoziale Situation der Betroffenen zu verbessern. Diese Beobachtungen sind sehr überzeugend und ein wichtiger Anreiz für die zukünftige Forschung und die therapeutische Praxis, auch oder gerade weil diese Studie keinen repräsentativen Anspruch erhebt.

(vgl. *Greiffenhagen* 1991)

Tabelle 25: Using a therapy dog to alleviate the agitation and desocialization of people with Alzheimer's disease (*Churchill, Safaoui, McCabe, Baun* 1999).

Kurz-beschreibung	*Churchill* et al. untersuchten die Wirkungen eines Therapiehundes auf die Erregung und das soziale Verhalten bei 28 demenziell erkrankten Menschen in einer darauf spezialisierten Pflegeeinrichtung. Dabei wurden an zwei verschiedenen Tagen, zur gleichen Uhrzeit, jeweils halbstündige Sitzungen durchgeführt, an denen die Untersuchungsleiterin einmal einen Hund bei sich führte, ein anderes Mal ohne Hund erschien und auch keinen Kontakt zu den Patienten aufnahm. Die Treffen wurden von einer Videokamera aufgezeichnet.
Ergebnisse	Es wurde festgestellt, dass bei allen Versuchspersonen, sowohl bei An- als auch bei Abwesenheit des Hundes, die Erregung gering war. Die Forscher schließen jedoch einen Zusammenhang mit der Medikation der Personen nicht aus. Bei Anwesenheit des Hundes waren Effekte hinsichtlich des Sozialverhaltens der Betroffenen zu beobachten. Dies zeigte sich an vermehrten verbalen Äußerungen, die zum Teil an den Hund gerichtet waren, aber zum Teil auch direkt die Versuchsleiterin betrafen. Es konnte beobachtet werden, dass die Patienten bei Anwesenheit des Hundes vermehrt lächelten, Blickkontakt aufnahmen und dazu neigten, das Tier zu berühren. Das Lächeln und der Blickkontakt wurde als Zeichen der Freude und des Interesses gedeutet, die Berührung als Aspekt der Kommunikation und des Realitätskontaktes. Es zeigte sich hinsichtlich der beobachteten Effekte kein Unterschied zwischen den verschiedenen Stadien einer Demenz.
Anmer-kungen	Zu ähnlichen Ergebnissen kam auch eine Studie von *McCabe, Botson, Wilson* und *Braun* (1998), die während einer zehnminütigen Testsituation mit und ohne Hund (Kontrollgruppe) 22 demenziell Erkrankte hinsichtlich einer Veränderung ihrer sozialen Interaktion und physiologischen Stressindikatoren, wie Blutdruck, Herzfrequenz und Körpertemperatur, beobachteten. Die Studie führte hinsichtlich des sozialen Verhaltens zu ähnlichen Ergebnissen. Blutdruck und Herzfrequenz waren in beiden Situationen etwa gleich. In der Gruppe mit Hund konnte gegenüber der Kontrollgruppe ein leichter, aber nicht signifikanter Anstieg der Körpertemperatur festgestellt werden (vgl. *Bauer* 2001).
	Walsh et al. (1995), der über einen Zeitraum von zwölf Wochen die Effekte eines Therapiehundes bei demenziell Erkrankten einer psychiatrischen Klinik untersuchte, stellte wiederum eine signifikante Reduktion der Herzrate nach Tierkontakt fest (vgl. *Bergler* 2000). Eindeutige Aussagen sind insofern schwierig, da verschiedene Medikamente Einfluss auf die Wachheit und Reaktionsfähigkeit der Probanden haben können.

(vgl. *Bergler* 2000; *Bauer* 2001; *Braun, McCabe* 2003)

Tabelle 26: Alzheimerstudie (*Tölk, Djalilian, Bubna-Littitz* o. J.).

Kurz-beschrei-bung	In einer gerontopsychiatrischen Abteilung wurden bei 27 Patienten mit Alzheimer demenz die Auswirkungen eines Besuchs mit Tieren auf den Krankheitsverlauf getestet. Hierfür erhielten die Patienten zweimal pro Woche, jeweils für zwei Stunden, Besuch von Studenten der veterinär-medizinischen Universität mit ihren Tieren. Parallel erhielten sie dreimal wöchentlich kognitives Gedächtnistraining für jeweils 30 bis 45 Minuten. Die Behandlung dauerte acht Wochen. Aufgrund der Heimeinweisung einiger Patienten während des Untersuchungsverlaufs stand nur von 14 Personen vollständiges Datenmaterial zur Verfügung. Vor Beginn und am Ende der Studie wurden die Patienten mittels standardisierter Tests (Alzheimers Disease Assesment Scale [ADAS-Test] und Mini-Mental-State [MMS-Test]) geprüft.
Ergeb-nisse	Bei einigen Patienten ergaben sich bezogen auf depressive Verstimmtheit, Konzentrationsschwierigkeit, das Abzeichnen von vorgegeben Figuren und das Wiedererkennen vorgegebener Begriffe signifikante Verbesserungen. Die Besserung der depressiven Verstimmtheit war dabei die wichtigste und therapiespezifischste Veränderung. Orientierung, Sprachausdruck, Weinerlichkeit und freie Reproduktion (Gedächtnisparameter) zeigten zwar keine signifikante Verbesserung, ließen aber einen dahingehenden Trend erahnen. *Tölk* et al. vermuteten, dass durch die Minderung der depressiven Verstimmtheit das Motivationsniveau der Betroffenen aktiviert und angehoben wird und dadurch die Bereitschaft der Patienten zum kognitiven Gedächtnistraining steigt.
Anmer-kungen	Eine weiterführende Studie soll feststellen, ob derartige Besserungen mehr auf die Therapie mit Tieren oder das kognitive Gedächtnistraining zurückzuführen sind. Anzumerken ist, dass die Patientenzahl klein war und eine Kontrollgruppe fehlte. Der Zeitrahmen von acht Wochen war sehr kurz, so dass einige Parameter nur Vermutungen möglicher Trends zulassen. Nichtsdestotrotz lassen derartige Ergebnisse Möglichkeiten erkennen, die Tiere für Menschen mit Demenz bieten könnten. Sie regen zur weiterführenden Forschung an, die gerade auf diesem Gebiet noch spärlich ist.

(vgl. *Engelmann* 2004)

Die Stichprobengröße, aber auch die Zeiträume der Untersuchungen schränken die Aussagekraft selbst bei statistisch signifikanten Ergebnissen stark ein und erschweren allgemein gültige Aussagen über mögliche Effekte. Längsschnittstudien mit einer höheren Anzahl an Probanden könnten gesicherte Aussagen darüber treffen, ob und wie ein Tier auf den gesundheitlichen, emotionalen, sozialen und kognitiven Status demenziell erkrankter Menschen wirkt. Die bisherigen Studien lassen nur Tendenzen vermuten.

Widersprüchliche Ergebnisse existieren vor allem bei der physiologischen Wirkung. Einen Zusammenhang mit der Medikation der Betroffenen wird hierbei nicht ausgeschlossen. Trotz der geringen Stichprobenzahl scheint es dennoch gesichert, dass Tiere vor allem das Sozialverhalten der demenziell Erkrankten günstig beeinflussen. Daraus könnte geschlussfolgert werden, dass die positiven Effekte von Tieren und tiergestützter Therapie vor allem im sozial-kommunikativen Bereich zu suchen sind. Weiterführende Studien stehen bisher noch aus.

4.5   Kritische Auswertung und Diskussion der Studienlage

Die dargestellten Studien zeigen, dass der Kontakt zu Tieren die Lebensqualität und den Gesundheitszustand des Menschen positiv beeinflussen kann. Tiere befriedigen dabei eine Vielzahl menschlicher Bedürfnisse und stellen insbesondere für ältere Menschen eine wesentliche Bereicherung dar. Sie sind nach *Bergler* Vermittler von Alltagsfreuden und bieten in Krisen und Stresssituationen psychische Unterstützung (vgl. *Bergler* 2000). Die gesundheitsförderlichen Effekte von Tieren betreffen somit sowohl prophylaktische als auch intervenierende Aspekte. Die gesundheitsförderliche Wirkung von Tieren beruht dabei auf einer Vielzahl von Faktoren, die gleichzeitig aktiv sind. Welche Wirkungsmechanismen derartige Effekte auslösen, entzieht sich dem bisherigen Kenntnisstand der noch relativ jungen wissenschaftlichen Erforschung der Mensch-Tier-Beziehung. Zwar verfügt sie über einen riesigen Fundus an Beobachtungen und Erfahrungen, die aufgrund intuitiver Einsichten als evident angesehen werden, dennoch fehlt eine theoretische Fundierung und Systematisierung. Die Studien auf dem Gebiet Mensch-Tier-Beziehung sind eher praxis- als theorieorientiert.

Zeigten sich positive Auswirkungen auf das physische, psychische oder soziale Befinden der Probanden, genügte diese Einsicht für einen möglichen therapeutischen Nutzen. Dass die theoretische Basis derartiger Effekte eher unbefriedigend war, wurde in vielen Fällen außer Acht gelassen.

Daher richtet sich die Kritik an den meisten Studien vorrangig auf den unzureichenden theoretischen, methodisch gesicherten und häufig eher anekdotischen Charakter. Aufgrund einer oft niedrigen Stichprobenzahl sind viele der Studien nicht repräsentativ. In einigen Studien fehlt eine Kontrollgruppe, so dass es keine Vergleichsmöglichkeiten zwischen Tier- und Nichttierbesitzern gab. Andere Studien zur Mensch-Tier-Beziehung entstanden eher zufällig. Sie verfolgten eigentlich andere Ziele und wurden dann spontan umgestellt, als die Forscher auf die Effekte und Reaktionen der Menschen auf Tiere aufmerksam wurden (*Friedmann* 1980, *Corson* 1977). Ein, bezogen auf die Effekte von Tieren, gut geplantes und sauberes Forschungsdesign lag in diesen Fällen nicht vor.

Bergler sieht vier verschiedene Fehlerquellen der wissenschaftlichen Untersuchung der Mensch-Tier-Beziehung:
»*(1) Die Willkür der vielfältigen impliziten naiven Theorien zur Erklärung und Vorhersage der Mensch-Heimtier-Beziehung*
(2) Die Willkür der Auswahl subjektiv plausibler theoretischer Konstrukte und Variablen
(3) Die Willkür der praktisch nie dokumentierten Genese der Operationalisierung von Variablen
(4) Die Willkür der Stichprobenzusammensetzung, ihres Umfeldes und damit die Grenzen der Aussagefähigkeit der Untersuchung« (*Bergler* 2000:10)

Die IAHAIO[72] fordert daher die Durchführung objektiver und zuverlässiger Messungen der Effekte von Tieren auf den Menschen sowie zu deren Überprüfung die Auswahl effizienter statistischer Verfahren (*Olbrich, Otterstedt* 2003). Derzeit gibt es jedoch kaum objektive, zuverlässige und valide Messinstrumente, um Beziehungen allgemein und noch weniger, um die Beziehung zwischen Mensch und Tier adäquat zu erfassen. Ebenso wenig sind die derzeit üblichen statistischen Verfahren in der Lage, die Wechselwirkungen und die transaktionale (archaische oder archetypische) Verbunden- und Vertrautheit zwischen Mensch und Tier abzubilden. Beziehungen sind daher kaum rational erfass-, erklär- und messbar. Dies trifft umso mehr zu, wenn es sich um Beziehungen handelt, die sich überwiegend der analogen Kommunikation bedienen (ebd.).

Streng wissenschaftlich gesehen entbehren die nachgewiesenen sozialen und psychologischen Effekte von Tieren auf den Menschen in den meisten Studien, mit Ausnahme der messbaren Veränderungen wie Blutdruck, Puls oder Blutwerten, jedes klaren Beweises. Es handelt sich hierbei lediglich um Vermutungen und angenommene Evidenzen. *Olbrich* und *Otterstedt* betonen jedoch, dass auch »unexakte Erkenntnisse« einen Wert haben (ebd.). In der Herausforderung, verlässliche und theoretisch fundierte Wirkungsnachweise und -mechanismen der Interaktionsprozesse zwischen Mensch und Tier und deren mannigfaltiger Auswirkung auf gesundheitliche, soziale und emotionale Bereiche zu erbringen, liegt aber auch der Reiz und die Chance für diese Disziplin. *Bergler* weist zu Recht darauf hin, dass Wissenschaft aus Emotionen und Kreativität gespeist wird, und dass sie trotz des Bemühens, Verhalten und Beziehungen weitestgehend zu erklären, immer an Grenzen des Erklärbaren stoßen wird (vgl. *Bergler* 2000).

Die vielfältigen positiven Effekte von Tieren auf den Menschen entziehen sich mittlerweile jedem Zweifel. Für die wissenschaftliche Erforschung der Mensch-Tier-Beziehung und ihrer Wirkungen gilt dennoch: Will sie zu aussagekräftigen Ergebnissen gelangen, muss sie den Bereich des Unerklärbaren möglichst gering halten. Dies erfordert eine genauere Erforschung der Wirkfaktoren und Kausalzusammenhänge in der Beziehung zwischen Mensch und Tier, um das Auftreten der vielen positiven Effekte nicht nur wie bisher zu dokumentieren, sondern auch erklärbar und vorhersagbar zu machen.

Bergler postuliert darüber hinaus, dass es nicht ausreicht, Tierbesitzer und Nichttierbesitzer miteinander zu vergleichen. Auch die Beziehungsqualität zum Tier, die vorhandene bzw. nicht vorhandene soziale menschliche Unterstützung, die Lebensumstände und der sozioökonomische Status müssen erfasst werden, um zu aussagekräftigen Ergebnissen zu gelangen (ebd.). Dazu eignet sich besonders das breite Spektrum qualitativer Forschungsmethoden, auch wenn diese, im Gegensatz zu den quantitativen Methoden, lange Zeit als unwissenschaftlich galten.

---

[72] International Association of Human-Animal Interaction Organization

Qualitative Forschung orientiert sich am Alltagsgeschehen und erhebt den Anspruch, die Lebenswelt von »innen heraus« zu beschreiben. Dabei ist sie in ihrer Fragestellung und Vorgehensweise stark anwenderorientiert. Ihre Erkenntnisquelle ist das Neue, das Fremde oder das von der Norm Abweichende, das Unerwartete. Damit ist qualitative Forschung in der Lage, dass Unbekannte im Bekannten zu entdecken (vgl. *Flick, von Kardoff, Steinke* 2003).

Wie auch anhand der Studien in diesem Kapitel deutlich wurde, hat der vorhandene Methodenpluralismus in der Erforschung der Mensch-Tier-Beziehung positive Auswirkungen. Somit kann der Forschungsgegenstand von unterschiedlichen Seiten und Perspektiven ergründet werden. Qualitativ gewonnene Erkenntnisse bilden somit die Grundlage für quantitative Ergebnisse und umgekehrt. Ausschließlich anhand der vorgestellten Studien zur Bedeutung von Tieren für den Menschen, lässt sich die Hypothese, die dieser Arbeit zugrunde liegt, nur in Teilen direkt bestätigen. Nicht nur die Untersuchungen im Bereich Demenz, sondern auch der überwiegende Teil aller bisher durchgeführten Studien ergaben, dass Tiere in der Lage sind, über die Ansprache von taktilen und visuellen Sinnen Reaktionen bei den Betroffenen hervorzurufen.

In der Untersuchung von *Cusack* (1984) (Tabelle 24) konnte gezeigt werden, dass sich durch Tiere die Lebensqualität vor allem durch vermehrte soziale Kontakte verbesserte. Die damit verbundenen Auswirkungen gerade auf den sozialen und emotionalen Status wurden durch *Cusacks* Befragungen ebenfalls deutlich. Das bedeutet für die Arbeitshypothese: Tiere sind in der Lage, durch visuelle und taktile Reize Kontaktprozesse zu initiieren.

Die verbleibenden Bereiche der Hypothese lassen sich dagegen nur indirekt verifizieren. Dazu lassen die Ergebnisse allgemeiner Studien Rückschlüsse auf positive Effekte von Tieren bei Dementen zu. Die *Corsons* (Tabelle 19), wie auch *Mugford* und *McComsky* (Tabelle 18), wiesen Tieren eine Rolle als sozialer Katalysatoren und Eisbrecher zu, bei denen sich der Kreis sozialer Kontakte weiter ausbreiten kann. *Bergler* konnte nachweisen, dass Katzen, aber auch andere Tiere, in Krisensituationen stabilisierend auf das emotionale Befinden der Menschen wirken. Zu ähnlichen Ergebnissen gelangte auch *Siegel* (Tabelle 11), der feststellte, dass Tierbesitzer bei kritischen Lebensereignissen weniger häufig den Arzt aufsuchten als Nichttierbesitzer. Auch die phänomenologische Untersuchung von *Graf* (Tabelle 23) konnte zeigen, dass Tiere einen wichtigen Beitrag zur Lebensqualität älterer Menschen leisten. Bereits 1975 hat die Wellensittich-Studie von *Mugford* nachweisen können, dass sich Tierbesitzer glücklicher, gesünder und deutlich sozial integrierter fühlten als eine Vergleichsgruppe.

Werden diese Ergebnisse auf demenziell Erkrankte übertragen, liegt dem zugrunde, dass sie die gleichen Bedürfnisse haben wie nicht betroffene ältere Personen. Sind also Tiere in der Lage, das Bedürfnis nach Zugehörigkeit, Nähe oder Anerkennung und Sinnfindung zu stillen, so sollte dies auch für demenziell Erkrankte zutreffen. Im Laufe der Arbeit konnte ebenfalls deutlich gemacht werden, dass demenziell Erkrankte sehr lange physiologisch in der Lage sind, auf analoge Kommunikation adäquat zu reagieren. Damit ist es ihnen möglich, mit Tieren in Kontakt zu treten. Sind Tiere bereits in den Alltag des Dementen integriert, ist es möglich, dass präventive

Mechanismen bei diesen Betroffenen stimuliert werden, die Einfluss auf den fortschreitenden Krankheitsverlauf nehmen. Dies geschieht einerseits durch das Erlangen körperlicher Stabilität in Form von kardiovaskulärer Regulation und Bewegungsanreizen. Andererseits findet eine kognitive Stimulation durch das Tier als Erinnerungsanker und strukturierendes Element statt.

Der derzeitige Stand der Forschung im Bereich Tiere und Demenz lässt jedoch aufgrund der dünnen Studienlage und des Umstandes, dass die Untersuchungen zum Teil erhebliche methodische Mängel aufweisen, keine verallgemeinernden Aussagen zu.

Als nahezu gesichert gilt, dass Tiere die Möglichkeit bieten, zumindest über die Ansprache von taktilen und visuellen Sinnen Kontaktprozesse zu initiieren. Positive Auswirkungen auf den gesundheitlichen, sozialen und emotionalen Status demenziell erkrankter Menschen lassen sich zwar aus allgemeineren Studien ableiten, deren Ergebnisse sind aber nur bedingt aussagekräftig. Auswirkungen auf den kognitiven Status sind bisweilen zu spekulativ, um sie zur Bestätigung der Arbeitshypothese heranzuziehen. Vereinzelt festgestellte Tendenzen wie bei *Tölk* et al. (Tabelle 26) lassen jedoch vorsichtigen Optimismus zu.

Aufbauend auf den bisher nachweisbaren Sinnes- und Wahrnehmungsstimulationen kann entsprechend geschultes und motiviertes Pflegepersonal über die Tiere in Interaktion mit den Betroffenen treten. Ergänzend muss gesagt werden, dass die Annahmen der Arbeitshypothese in dieser Komplexität bislang noch nicht Gegenstand einer bekannten Untersuchung waren. Festzuhalten bleibt jedoch: »*Wer als Kind mit einem Tier aufwuchs, profitiert auch als erwachsener, vor allem als älterer Mensch von der heilsamen Wirkung der Tiere. Wer als Kind niemals Kontakt zu einem Tier fand, dem bleibt es in der Regel das ganze Leben lang fremd. (...) Es gibt drei Gruppen, die signifikant vom Umgang mit Tieren profitieren: Kinder, Alte, Benachteiligte*« (*Greiffenhagen* 1991:63).

Ausgehend von dieser Feststellung und im Zusammenhang mit der gesundheitsförderlichen Wirkung von Tieren im Rahmen der Salutogenese (Kap. 3.4) lässt sich anhand der aktuellen Studienlage kein direkter Nachweis erbringen, dass Tiere im Zusammenhang mit den SOC stehen. Untersuchungen von *Bergler* (o. J.) (Tabelle 22) und *Siegel* (Tabelle 11) konnten jedoch deutlich nachweisen, dass Tiere in Krisensituationen bzw. innerhalb kritischer Lebensereignisse positive Auswirkungen auf den Menschen besitzen. Dies lässt die Annahme zu, dass Tierbesitzer ihre Tiere direkt als Ressource ansehen[73] oder aber, dass die Tiere bei den Haltern geeignete Ressourcen aktivieren können. *Bergler* beschreibt dies in seiner Beobachtung, dass die Menschen, die mit Tieren zusammenleben, auftretende Krisen verarbeiten. Menschen ohne Tiere verdrängen dagegen häufig ihre Probleme (vgl. *Bergler* 2000). Auch *Siegel* stellte in diesem Zusammenhang fest, dass Nichttierbesitzer während kritischer Lebensereignisse häufiger einen Arzt aufsuchen, und dadurch scheinbar in schlechterer gesundheitlicher Verfassung sind, während bei Haustierhaltern keine Zunahme beobachtet

---

[73] Tiere sind Vermittler von Alltagsfreuden und da, wenn sie gebraucht werden (vgl. *Bergler* 2000).

wurde. *Siegel* vermutete, dass vor allem Hundebesitzer durch die Beziehung zum Tier vor den negativen Einflüssen stressiger Lebensphasen geschützt werden.

Tiere sind kein Heilmittel, es müssen bestimmte Voraussetzungen erfüllt sein, damit ihre erstaunlichen Wirkungen zum Tragen kommen:

- Tiere helfen nur dem, der sie mag; mehr noch, wenn sie schon immer gemocht wurden.
- Der Wille und die Bereitschaft, mit Tieren eine emotionale Bindung einzugehen und aufzubauen, ist ebenfalls entscheidend.
- Bestand bereits während der Kindheit intensiver Kontakt zu einem Tier, werden ihre positiven Wirkungen auch im Alter spürbar sein (vgl. *Greiffenhagen* 1991).

Graf (1999) (Tabelle 23) konnte in ihrer Untersuchung zeigen, dass alte Menschen gerade jene Tiere als Begleiter wählten, die sie auch in ihrer Kindheit besessen hatten. Damit verbunden sind auch alle positiven Erinnerungen.

Diese Beobachtungen und theoretische Annahmen aus der Salutogenese lassen die Vermutung zu, dass Tiere zumindest einen indirekten Einfluss auf die Entwicklung und Ausprägung des SOC haben. Vor diesem Hintergrund können Tiere einen entscheidenden Beitrag für alte Menschen und speziell demenziell Erkrankte leisten, indem sie helfen, die Lebensqualität und das Wohlbefinden dieser Menschen aufrecht zu erhalten.

Die Demenz als ein andauerndes kritisches Lebensereignis bedarf besonderer Strategien, sowohl auf Seiten des Betroffenen als auch der Umwelt. Eine salutogenetische, gesundheitsförderliche Sichtweise eröffnet Möglichkeiten, den Umgang mit demenziell erkrankten Menschen unter den Aspekten der Ressourcenförderung zu betrachten.

Traditionelle Ansätze, mit Demenz umzugehen, verfolgten präventive Ziele. So wurde beispielsweise gegen die zunehmende Vergesslichkeit mit Gehirnjogging antrainiert, um ein weiteres Fortscheiten zumindest zu verlangsamen. Diese Herangehensweise stellt sich sehr einseitig dar, weil sie sich auf die kognitiven Fähigkeiten und Kompetenzen des Betroffenen konzentriert, die ohnehin von der Demenz innerhalb kurzer Zeit degeneriert werden.

Stehen gesundheitsförderliche Aspekte im Vordergrund, muss versucht werden, den SOC des Betroffenen anzusprechen. Dazu ist es jedoch notwendig, die zentralen Komponenten des SOC, wie Verstehbarkeit, Handhabbarkeit und Bedeutsamkeit, beim Dementen zu stimulieren. Hierzu sind Beziehungs- und Kontaktprozesse von elementarer Bedeutung. Sind die Grenzen der kognitiv ausgerichteten Kommunikation erreicht, wird die Betreuung und Begleitung sehr häufig auf pflegerische Versorgung reduziert. Tiere besitzen jedoch die Fähigkeit, diese Grenzen zu überwinden und Zugangswege zu finden, um mit dem Betroffen in Kontakt zu treten. Dies zeigten die dargestellten Studien. Ist erst einmal wieder eine Beziehung aufgebaut, sollte es auch möglich sein, über die Kontaktbrücke Tier Ressourcen beim Betroffenen zu aktivieren.

Tiere vermitteln gezielt Reize, die Betroffenen treten wieder in einen Austausch mit der Umwelt, so dass sie befähigt werden, Selbstorganisationsprozesse zu starten, die es ihnen ermöglichen, die eigene subjektive Identitätskonstruktion aufrecht zu erhalten. Hier kommen erneut Potenziale von Tieren zum Einsatz. Waren Tiere Teil der Biografie des Betroffenen, so fand eine gegenseitige Beeinflussung statt, in der durch das Tier kritische Lebensereignisse erfolgreich ver- und bearbeitet wurden. Demzufolge stellt die Anwesenheit eines Tieres in der Krise einer Demenz eine wichtige unterstützende Ressource dar, um sich erneut zurechtzufinden. Darüber hinaus werden Erinnerungen reaktiviert, die einen wichtigen Beitrag zur Identitätssicherung leisten. Außerdem stellen diese Erinnerungsbrücken Verbindungen zu früheren, erfolgreichen Bewältigungsstrategien her.

Die gesundheitsförderliche Wirkung gerade auf ältere Menschen wissenschaftlich zu erforschen, wird dazu beitragen, die zukünftigen Herausforderungen des demografischen Wandels auch aus pflegewissenschaftlicher Perspektive zu bestehen. Forschungsaktivitäten, die das Spektrum der Salutogenese in die Erforschung der Mensch-Tier-Beziehung integrieren, sind von besonderer Bedeutung. Hierin liegen möglicherweise Potenziale verborgen, die einen Beitrag dazu leisten können, bestehende Hypothesen zu ergründen. Das Potenzial der Tiere wurde bereits theoretisch und wissenschaftlich abgebildet. Eine Erörterung der Relevanz dieser Ergebnisse für die Pflegepraxis folgt im kommenden Kapitel.

5 Tiergestützte Interventionen bei Demenz und ihre Bedeutung für Pflegepraxis, -ausbildung und -wissenschaft

Der demografische Wandel, die Zunahme von demenziellen Erkrankungen und daraus resultierende Pflegebedürftigkeit sowie das Abnehmen familiärer Pflegekapazitäten lassen auf einen wachsenden Bedarf pflegefachlicher Leistungen schließen.

Die größte Herausforderung in der Begleitung und Betreuung demenziell erkrankter Menschen ist es, einen Zugang zu ihnen zu finden, um ihnen bei der Bewältigung alltäglicher Situationen hilfreich, unterstützend oder begleitend zur Seite stehen zu können. Durch den progressiven Verlauf der Demenz stellt sich jedoch die Kontaktaufnahme und -aufrechterhaltung immer schwieriger dar.

Die Hilflosigkeit, mit der viele Pflegende demenziell Erkrankten immer noch gegenüber stehen, resultiert häufig aus der Vorstellung, »man könne nicht viel ausrichten«, weil die Dementen »nichts mitbekämen« (vgl. *Sowinski* 2004). Dass dies nicht so ist, belegen viele Untersuchungen deutlich.
Eine adäquate bedürfnisorientierte Begleitung und Betreuung dementer Menschen ist durchaus möglich, vorausgesetzt, man erhält Kontakt zu ihnen. Dazu ist es zwingend notwendig, »Zugangstüren« oder »Brücken« zu identifizieren, um einen positiven und stimulierenden Einfluss auf die von der Erkrankung nicht betroffene Bereiche und Ressourcen auszuüben. Dann können diese Bereiche/Ressourcen genutzt werden, um das Wohlbefinden zu erhalten und die Lebensqualität im Rahmen pflegerischer Tätigkeiten aufrechtzuerhalten.

Es konnte bereits gezeigt werden, dass emotionale, affektive Bereiche von den degenerativen Prozessen einer Demenz weitgehend unberührt bleiben. Hinzu kommt, dass sich die Bedürfnisse der demenziell Erkrankten nicht von den Bedürfnissen Nichtbetroffener unterscheiden. Die Demenz beeinträchtigt jedoch den gesamten kognitiven Bereich des Menschen. Sie zerstört langfristig das Gedächtnis, das Wissen um die eigene Biografie und damit die Identität der betroffenen Person sowie die Fähigkeit, sich kongruent verbal zu artikulieren. Doch auch für diese kognitiven Fähigkeiten existieren mittlerweile Trainingsmaßnahmen[74], die zumindest den Verlauf der Demenz innerhalb bestimmter Grenzen verlangsamen.

Ausgehend von der inzwischen weit verbreiteten Annahme, dass Menschen mit Demenz in ihrer eigenen Welt versunken sind, müssen unkonventionelle Wege gefunden werden, um in diese versunkene Welt hinein zu gelangen (ebd.). Ziele und Methoden können hier durch den Einsatz von Tieren erweitert werden. Die Beeinflussbarkeit der Demenz vor allem im psychosozialen Bereich wurde bereits durch die Annahmen

---

[74] Siehe Kapitel 2.3.2

des ökologischen Modells[75] begründet. Gleichzeitig ist dies ein wichtiger ethischer Aspekt, denn auch die Bedürfnisse demenziell Erkrankter sollten im Sinne von Wohlbefinden und Lebensqualität erfüllt werden.

Inspiriert vom »Türöffnungskonzept« des KDA (vgl. *Rückert* 2001), das den besonderen Stellenwert der Kommunikation mit Dementen hervorhebt, und im Zusammenhang mit den Ergebnissen dieser Arbeit liegt die Erkenntnis nahe, dass eine kongruente Kommunikation mit Dementen eine Tür zu deren innerer Welt darstellt und dass Tiere der mögliche Schlüssel zu dieser Tür sein können – »Tiere öffnen Welten«[76].

Wird diese Metapher – Tiere als Schlüssel – konsequent weiter entwickelt, ergeben sich folgende Bedeutungen für die Pflegepraxis:
- Die **Auswahl** des »Schlüssels« verlangt von Pflegenden, über Wissen zu Einsatzmöglichkeiten, Anwendungsbereichen und Anforderungen zu verfügen.
- Die **Anwendung** des »Schlüssels« impliziert, über die notwendigen Fähigkeiten und Kompetenzen zu verfügen, um die gesundheitsförderlichen Potenziale tiergestützter Interventionen möglichst umfassend zu nutzen.
- Die **wissenschaftliche Auseinandersetzung** mit dem »Schlüssel« ist notwendig, um zu begründetem Handeln zu gelangen.

Der Einsatz von Tieren im Rahmen therapeutischer Interventionen sollte daher immer auf reflektiertem, verantwortungsbewusstem Umgang mit dem Tier beruhen. Das Tier darf nicht auf seine Schlüsselfunktion reduziert und instrumentalisiert werden. Daher liegt der Fokus der nachfolgenden Ausführungen auf dem Bedeutungszusammenhang zwischen tiergestützten Interventionen für die pflegepraktische Arbeit mit den Erkrankten, den Anforderungen, die sich daraus für die pädagogische Praxis ergeben sowie ihrer Bedeutung für die Pflegewissenschaft. Abschließend werden wichtige Hinweise und mögliche Grenzen tiergestützter Interventionen aufgezeigt.

5.1 Die Bedeutung tiergestützter Interventionen für die Pflegepraxis

Tiere besitzen nachweislich positive Wirkungen auf den Menschen. Die Vielschichtigkeit und Komplexität dieser Effekte wurde bereits ausführlich erläutert. Dabei zeigte sich, dass die Erkenntnisse aus der Mensch-Tier-Beziehung auch auf demenziell erkrankte Menschen übertragen werden können.

---

[75] Siehe Kapitel 2.3.1
[76] Titel des Weiterbildungs- und Qualifizierungskonzeptes des Kuratorium Deutsche Altenhilfe (KDA)

Die **Bedeutung** tiergestützter Interventionen für die pflegepraktische Arbeit mit Dementen innerhalb von Institutionen ruht auf **vier Säulen**:

1. Die **erste Säule** besteht aus den **gesundheitlichen Effekten** auf die Betroffenen und auch auf die Betreuenden. Die Gegenwart von Tieren löst nachweisbare physiologische Reaktionen[77] bei allen Anwesenden aus. Milieubeeinflussende Auswirkungen breiten sich dabei zirkulär auf die gesamte unmittelbare Umgebung aus. Aus diesem Grund profitieren auch die Betreuenden direkt von den tiergestützten Interventionen. Eine Untersuchung der amerikanischen Commonwealth University in Richmond zeigte, dass eine Sitzung mit Therapiehunden auch für das beteiligte Pflegepersonal innerhalb weniger Minuten Stress abbauend wirkte (vgl. Mensch und Tier 2005b). Ein ansprechend gestaltetes Wohn-, Lebens- und Arbeitsumfeld hat zudem entscheidenden Einfluss auf Wohlbefinden, Motivation und somit den gesundheitlichen Status aller Beteiligten. Das Zentrum für Gerontologie fand unlängst heraus, dass Tiere die wirkungsvollste milieutherapeutische Maßnahme bei Demenzkranken sind (vgl. Mensch und Tier 2005a). Tiere lockern die Atmosphäre auf und verbessern sie, indem sie Leben, Freude, Heiterkeit und Abwechslung in den gleichförmigen Alltag bringen (vgl. *Müller* 1998).

2. Die **zweite Säule** resultiert aus **indirekten psychosozialen Effekten** auf demenziell Erkrankte und Personal. Tiere können gezielte Anregungs- und Stimulationsimpulse geben, die auf emotionaler Ebene Gefühle von Nähe und Akzeptanz, Zuneigung, Freude und Unterstützung hervorrufen, so dass sich Frustration und Einsamkeitserlebnisse verringern (vgl. *Bergler* 1997). Außerdem führen vermehrte soziale Kontakte zu anderen Bewohnern und vor allem zu den Pflegenden zum Ausbruch aus einer erlernten Hilflosigkeit, die zuvor durch Bevormundung und Reizarmut entstand (vgl. *Klare* 2001). Für Pflegende reduziert sich die alltägliche physische und psychische Belastung. Eine entspannte Atmosphäre verringert zudem das Aggressionspotenzial auf beiden Seiten. Ursachen für Spannungen und Aggressionen sind zum einen körperliche und fachliche Überforderung, die zu vermeintlicher Hilfs- und Aussichtslosigkeit führen und zum anderen das Unvermögen, Bedürfnisse adäquat zu äußern, um sie schließlich erfüllen zu können. Dabei liegt dieses Unvermögen zwar vorrangig auf Seiten der Demenzerkrankten, aber auch auf Seiten der Betreuenden ist es feststellbar. Sie sind häufig nicht in der Lage, ihren inneren Konflikt zwischen eigenen Ansprüchen an eine dementengerechte Begleitung und der Realität aus Zeit-, Personal- und Ressourcenmangel zu lösen. Hinzu kommen die Belastungen des Berufsalltags durch die ständige Konfrontation mit Krankheit, Leid und Tod. Im Gegensatz zum Menschen besitzen Tiere keine natürliche Anwehrmechanismen und Vorbehalte (vgl. *Olbrich* 2002). Tiere bringen »normales« Leben in die Situation und können so als Vermittler fungieren (vgl. *Bergler* 1997).

3. Die **dritte Säule** ergibt sich aus **positiven Wechselwirkungen** innerhalb der Intervention zwischen Tier, Erkranktem und Pflegendem. Tiere bieten durch ihre verschiedenen Potenziale unter anderem die Möglichkeit, einen entscheidenden Beitrag zur Wiedergewinnung und Erhaltung von Autonomie und Selbstständigkeit zu leisten. So tragen sie dazu bei, rehabilitative Inhalte in das pflegerische Alltags-

---

[77] Siehe Kapitel 4

handeln bei demenziell Erkrankten zu integrieren, die im Rahmen des psychosozialen und ökologischen Kontextes der Rehabilitation als unverzichtbar angesehen werden (vgl. *Görres* 2000). Die daraus resultierende verstärkte Anteilnahme an der sozialen Umwelt, die gestiegenen Aktivitäten mit Tieren und die Erweiterung sozialer Interaktionen führen zum Rückgang der Nachfrage nach pflegerischen Leistungen und somit zu einer deutlichen Entlastung des Pflegepersonals (vgl. *Bergler* 1995. In: *Müller* 1998). Weiterhin bedeutend, da von außen wahrnehmbar, sind erhöhte Vigilanz (Wachheit), gesteigerte Interaktionsbereitschaft und vermehrte soziale Kontakte. Neue Inhalte und Erlebnisse mit dem Tier, aber auch Sorgen um das Tier bei Krankheit – allgemein die Beziehung zum Tier – dominieren die Gespräche. Eine intrinsische (von innen kommende) Motivation, den Alltag an freudigen Handlungen auszurichten, auftretende Schwierigkeiten in einer Gemeinschaft zu überwinden und sich mit der Umwelt auszutauschen, eröffnen eine sinnhafte, aktivierende und zugleich motivierende Pflege, die sich an der Alltagssituation orientiert und für alle Beteiligten nachvollziehbar bleibt. Somit können Erfolgserlebnisse generiert werden, die sich wiederum positiv auf die Beziehung der Pflegenden und Betroffenen auswirken. Auch die Angehörigen nehmen die Veränderungen in der Stimmung und des Milieus wahr, so dass sie, angeregt durch die Tiere und die angenehme Atmosphäre, häufiger zu Besuch kommen. *Greiffenhagen* verweist in diesem Zusammenhang auf Studien, die belegen, dass in Einrichtungen, in denen Tiere gehalten werden, mehr Enkelkinder und Nachbarskinder zu Besuch kommen und die Besucher unbefangener sind (vgl. *Greiffenhagen* 1997). Dabei bieten Tiere immer Anlass zu Gesprächen, gemeinsamen Beobachtungen und abwechslungsreichen Erlebnissen. Ein solcher Besuch erhält so mehr den Charakter eines schönen Ausfluges. Verschiedene Generationen verbringen wieder Zeit miteinander und können durch die gesammelten Erfahrungen voneinander lernen (ebd.). Das gemeinsame Lachen, Spielen und Versorgen der Tiere stimuliert wiederum die Erinnerungen der Demenzerkrankten. Diese Interaktionen verfügen über alltagsweltliche Bezüge, die von allen Beteiligten als nachvollziehbar, entlastend und wohltuend empfunden werden (vgl. *de Smet* 2005). Die dadurch gestiegenen Besuchshäufigkeiten bieten wiederum die Chance für die Pflegenden, die Angehörigen intensiver in den Betreuungsprozess einzubinden bzw. mehr Informationen über den Betroffenen zu erhalten, um so dessen Bedürfnisse individuell zu erfüllen. Umfassende Informationen zu Lebensgeschichte, Vorlieben oder Gewohnheiten der demenziell Erkrankten verhindern Interpretationsfehler von ungewöhnlichen Verhaltensweisen, die beinahe zwangsläufig entstehen, wenn die verbale, digitale Kommunikation gestört ist. Darüber hinaus gelangen die Pflegenden möglicherweise auch an Informationen über früheren Tierbesitz oder ein Lieblingstier, die sich dann in die Arbeit integrieren lassen.

4. Als **vierte Säule** entscheidend ist die **hohe Praktikabilität** tiergestützter Interventionen, wobei der Nutzen des positiven Einflusses von Tieren auf den dementen Menschen und das Umfeld das Risiko möglicher Gefahren übersteigt (vgl. *Weber, Schwarzkopf* 2003). Als Risiken gelten vorrangig Hygieneaspekte und mögliche Stürze der alten Menschen durch die Tiere[78] (vgl. *Meier* 2005; *de Smet* 2005).

---

[78] Siehe Kapitel 5.4

Die Anwendungsmöglichkeiten für Tiere innerhalb von Institutionen sind sehr flexibel. Mit dem Einsatz verbunden sind jedoch umfassendes spezifisches Wissen und Kenntnisse im Umgang mit Tieren und Betroffenen.

Tiere können beim Einzug in eine Pflegeeinrichtung von neuen Bewohnern **mitgebracht** werden. In diesem Fall müssen sowohl im Vorfeld als auch in regelmäßigen Abständen genaue Absprachen zur Verantwortung und Versorgung des Tieres zwischen allen Beteiligten getroffen werden.

Eine weitere Möglichkeit, Kontakte zwischen Tieren und Bewohnern herzustellen, sind **haus- oder stationseigene Tiere**. Auch hier sind genaueste Absprachen und Verbindlichkeiten zu treffen, um die positiven Potenziale einer Mensch-Tier-Beziehung zu nutzen. Dabei bieten sich unterschiedliche Gestaltungsmöglichkeiten an. Es existiert in der Literatur eine Reihe von Berichten zu hauseigenen Streichelzoos, angegliederten Kleinbauernhöfen, Stationskatzen, -hunden oder -vögeln (vgl. *Müller* 1998; *Gäng, Turner* 2005). Die Einrichtungen können je nach Möglichkeit ein für sie stimmiges und passendes Konzept entwickeln.

Des Weiteren haben sich so genannte **Tierbesuchsdienste** entwickelt. Freiwillige, zu einem großen Teil qualifizierte Laien, besuchen mit ausgewählten Tieren stationäre Einrichtungen und leisten so einen entscheidenden Beitrag zum Wohlbefinden und zur Lebensqualität der dementen Bewohner. Es gibt auch Berichte darüber, dass Mitarbeiter ihre eigenen Tiere mit zur Arbeit bringen, die sich dann in bestimmten Bereichen frei bewegen können und mit Bewohnern interagieren (vgl. *Jonas* 2005a).

Über die Besuchsdienste hinaus und besonders für fortgeschrittene Stadien der Demenz geeignet, besteht die Möglichkeit, **tiergestützte Therapien** einzusetzen. Da dies innerhalb eines therapeutischen Kontextes stattfindet, erfordert dies eine entsprechende Qualifikation des Personals, um nachhaltige Effekte zu gewährleisten. Neu in diesem Bereich ist der Einsatz von Servicetieren. Es gibt Bemühungen, geeignete Hunderassen so zu trainieren und auszubilden, dass sie zusammen mit demenziell leben und so im alltäglichen Umgang bereits die beschriebenen Wirkungen zeigen. Bei Stürzen oder motorischer Unruhe, die zum Umherwandern oder Ausreißen führen können, soll der Alzheimer-Begleithund auf die kritische Situation, beispielsweise durch Bellen, aufmerksam machen bzw. die entsprechende Person von ihrem Vorhaben abbringen und somit Komplikationen verhindern. Solche Programme werden zurzeit in den USA erprobt[79] (vgl. *Klimke* 2002).

Die katalysatorische Wirkung der Tiere auf das soziale Umfeld ermöglicht die Gestaltung von Netzwerken. Dabei bilden Tiere Knotenpunkte, die nicht nur Entwicklungen in den persönlichen Bereichen von Betroffenen und Pflegenden fördern, sondern auch in Bereichen von Organisationen Innovationsprozesse initiieren. Dies geschieht vorrangig auf zwei Ebenen: zum einen auf der pflegepraktischen Begleitungs- und Betreuungsebene und zum anderen auf der Organisationsebene. Durch Tiere können solide individuelle Interaktionsplattformen entstehen, auf denen Tiere,

---

[79] Die Organisation Okada bildet geeignete Hunde aus und gibt sie an ausgebildetes Pflegepersonal ab.

Pflegende, Mitbewohner und Angehörige ihre Potenziale und Ressourcen einbringen, um eine gesundheitsförderliche und aktive Lebensqualität der Erkrankten zu sichern.

Auf Organisationsebene ermöglichen tierbezogene Netzwerke mit Vereinen, Bildungsträgern, Tiermedizinern oder Wissenschaftlern, die bereits vorhandenen Ressourcen und Erkenntnisse zu bündeln und in den Kontext der Begleitung und Betreuung von demenziell Erkrankten zu stellen. Dieser Netzwerkgedanke benötigt zielgerichtetes Denken, Handeln und Zeit, um langfristig und nachhaltig erfolgreich zu sein. Außerdem ist es notwendig, über umfassendes Wissen zu verfügen, an Hand dessen realistische Ziele definiert und geeignete Kooperationspartner identifiziert werden können (vgl. *Frömming-Gallein* 2005).

Sowohl die hohe Praktikabilität des Einsatzes als auch das günstige Verhältnis zwischen Aufwand und Nutzen unterstreichen die Schlüsselfunktion von Tieren im Rahmen der Dementenversorgung. Gerade vor dem Hintergrund der gesundheitspolitischen Auseinandersetzungen um die zukünftige Finanzierung des Systems zeigt sich deutlich die Bedeutung.

Doch nicht allein die Auswahl des geeigneten Schlüssels bringt Erfolge, sondern erst die verantwortungsbewusste adäquate Anwendung ermöglicht die umfassende und nachhaltige Nutzung der gesundheitsförderlichen Potenziale der Tiere. Daher wird im nächsten Abschnitt die Relevanz für die pflegepädagogische Praxis dargestellt.

5.2 Die Bedeutung tiergestützter Intervention für die pflegepädagogische Praxis

Die Pflege dementer Menschen ist eine große Herausforderung und erfordert ein hohes Maß an Kompetenz. Mangelndes Wissen und Unsicherheiten führen nicht selten zu Belastungen im Betreuungsalltag (vgl. *Rennecke* 2005). *Burgener* und *Shimer* fanden 1993 in einer Untersuchung heraus, dass ein signifikanter Zusammenhang zwischen dem Wissen über Demenz und dem Verhalten der Pflegenden besteht (ebd.). *Salomon* (1993) stellte fest, dass qualifiziertes Pflegepersonal zwar insgesamt weniger mit Dementen interagiert, als geringer qualifizierte Kollegen, dabei jedoch ein positiveres Verhalten zeigt (ebd.). Das KDA entwickelte ein »Türöffnerkonzept«, das einen kommunikativen Zugang zu demenziell Erkrankten erleichtern soll. Grundvoraussetzungen sind hierbei ein hohes Maß an Wissen, Empathie und Aufmerksamkeit. Ferner sind für das Gelingen einer adäquaten Kommunikation zwei Verhaltensaspekte immanent:

1. Das Kennenlernen der Persönlichkeit eines Menschen mit Demenz ist elementar für gute Begleitung und Pflege. Vor allem Kenntnisse zur Biografie, Bedürfnissen, Vorlieben und Abneigungen spielen hierbei eine entscheidende Rolle.
2. Kleine und wohnliche Organisationseinheiten erleichtern das Finden von Bezugspersonen (vgl. *Coester* 2004).

Tiere sind ohne weiteres prädestiniert, in diesem Konzept als »Schlüssel« eingesetzt zu werden. Auf Seiten des Personals werden dabei jedoch zusätzliches Wissen und Kompetenzen erforderlich.

Wie bereits deutlich wurde, ist nicht Tierbesitz allein, sondern die Qualität der Beziehung zum Tier bzw. die emotionale Verbundenheit, entscheidend für die Entfaltung gesundheitsförderlicher Potenziale der Tiere auf den Menschen (vgl. *Rauschenfels, Otterstedt* 2003; *Bergler* 2000).

Da Tiere in stationären Pflegeeinrichtungen unterschiedlich eingesetzt werden können, ergibt sich hieraus auch ein entsprechender Qualifikationsbedarf des Personals, um nachhaltig Effekte tiergestützter Interventionen auszulösen. Dabei sind die Inhalte zur Tierhaltung und -versorgung ebenso zentral wie die Fähigkeiten zur Gestaltung von Interaktionsprozessen zwischen Dementen, Tieren und Pflegenden. Zudem müssen auch spezifische Kenntnisse zum Wirkungsgefüge und den Wechselwirkungen vermittelt werden.

Tabelle 27 gibt einen Überblick zu den Einsatzgebieten von Tieren, den damit verbundenen notwendigen Kenntnissen im Umgang mit demenziell Erkrankten und Tieren. Sie bietet gleichzeitig einen didaktischen Kommentar. Dabei ist jedoch zu beachten, dass es sich hierbei um Überlegungen handelt, die keinen Anspruch auf Vollständigkeit erheben.

Tabelle 27: Notwendige Kenntnisse für tiergestützte Interventionen innerhalb von Institutionen.

Einsatzgebiet	Erforderliche Kenntnisse	Didaktischer Kommentar
Tiere in einer Institution (Basiswissen) [Ausbildung, ggf. als Fortbildung zur Nachqualifizierung]	• vertiefte Kenntnisse zum Krankheitsbild Demenz	• ermöglicht Reflexion des Pflegehandelns vor dem Hintergrund der Symptomatik
	• vertiefte Kenntnisse über kommunikative Instrumente im Umgang mit Demenzkranken	• Erweiterung der Zugangsmöglichkeiten über die kognitiv ausgerichtete verbale Kommunikation hinaus, hin zur analogen non- und paraverbalen Kommunikation
	• Grundkenntnisse zu den positiven Wirkungen von Tieren auf den Menschen, inklusive der Potenziale und Wechselwirkungen für Demente und Personal	• versetzt die Pflegenden in die Lage, gezielt und überlegt Tiere in Betreuungsarbeit zu integrieren • Erkennen möglicher Veränderungen bei den Betroffenen und bestimmt die Beziehungsgestaltung
	• Grundwissen über artgerechte Haltung und Versorgung von Tieren	• Tiere sind Lebewesen, die nur unter optimalen Lebens und Arbeitsbedingungen entsprechende Leistung erbringen können
	• Kenntnisse über Hygienevorschriften	• elementar für den Einsatz in Institutionen, in denen Verantwortungen für schutzbedürftige Personen übernommen wurde
	• Grundwissen über Infektionskrankheiten (Anthropozoonosen[80]), deren Bekämpfung und Maßnahmen der Ersten Hilfe	• in Verbindung mit den Kenntnissen der Hygienevorschriften Sensibilisierung und Treffen von Vorsorgemaßnahmen, um mögliche Risiken für die Bewohner so gering wie möglich zu halten
	• Kenntnisse zu rechtlichen Vorschriften (Heimrecht, Tierschutz, Versicherungs vorschriften, Arbeitsschutz, Unfallverhütung u. a.)	• die Einrichtung, die Bewohner und das Personal sind an gesetzliche Vorgaben gebunden • im Schadensfall ist der Ablauf bekannt und es können verbindliche Absprachen zwischen allen Beteiligten getroffen werden

▸▸

---

[80] Die Übertragung von Krankheiten vom Tier auf den Menschen, aber auch umgekehrt, wird als Anthropozoonose bezeichnet. Diese Krankheiten werden durch Mikroorganismen (Viren, Bakterien und Hautpilze) oder Parasiten (Spul- und Bandwürmer, Läuse, Flöhe und Milben) übertragen (vgl. *Meier* 2005).

Einsatzgebiet	Erforderliche Kenntnisse	Didaktischer Kommentar
Bewohner-Tiere [Ausbildung, ggf. als Fortbildung zur Nachqualifizierung]	• umfassende Kenntnis über die Beziehungsqualität und die Bedeutung des Tieres für den neuen Bewohner	• diese Tiere stellen eine wichtige Ressource für die Betroffenen dar • Verlust des »Bezugstieres« kann zu Trauerreaktionen führen, die mit dem Verlust eines nahen Angehörigen durchaus vergleichbar sein können
	• spezifisches Wissen über Versorgungsvollmachten und Betreuungsverfügungen für den Krankheits- oder Todesfall der Besitzer	• die Gewissheit der Besitzer, dass im Ernstfall für das Tier gesorgt wird, trägt wesentlich zu einer entspannten Mensch-Tier-Beziehung bei, eröffnet die Möglichkeit, den Wunsch nach einem Tier zu erfüllen, der vorher aus Sorge um das Tier unerfüllt blieb
	• spezifische Kenntnisse über die Eigenschaften, körpersprachliche und verbale Signale des jeweiligen Tieres	• alle am Betreuungsprozess Beteiligten müssen in die Lage versetzt werden, Tiere adäquat versorgen zu können • trägt gleichzeitig zur Risiko- und Gefahrenabwehr bei
	• Erkennen von Stress beim dem jeweiligen Tier	• dadurch werden Tierschutzaspekte beachtet
Mitarbeiter-Tiere [Fortbildung[81]]	• spezifische Kenntnisse über die Eigenschaften, körpersprachliche und verbale Signale des eigenen Tieres	• der Mitarbeiter trägt sowohl die Verantwortung für die Bewohner als auch für sein Tier, daher muss er das Tier sehr gut kennen und einschätzen können
	• Kenntnis über Möglichkeiten der Begleitung der Mensch-Tier-Kommunikation	• befähigt zur Unterstützung in der Mensch-Tier-Beziehung, d. h. anfängliche Berührungsängste einfühlsam überwinden helfen
Besuchsdienste [Weiterbildung[82]]	• sichere Kenntnisse im Umgang mit dem eingesetzten Tier	• dient der Absicherung des Tieres und der Beteiligten • ist Voraussetzung für mögliche Erfolge
	• organisatorische und planerische Fähigkeiten und Kenntnisse zur ordnungsgemäßen Durchführung der Besuchsdienste	• umfasst das gesamte Prozedere von Kontaktaufnahme über Auswahl der Umgebung, Planung der Besuch Beachten von spezifischen Bedürfnissen und Interessen bis zur Dokumentation und Nachbereitung • intendiert gleichermaßen das Bilden von Kooperationen und Netzwerken

▶▶

---

[81] Fortbildung ist eine Berufspflicht und beruht in erster Linie auf Eigeninitiative.

[82] Weiterbildung ist eine Bildungsmaßnahme, die mit einem Zertifikat und damit einhergehender höherer Qualifizierung verbunden ist.

Einsatzgebiet	Erforderliche Kenntnisse	Didaktischer Kommentar
Tiergestützte Therapie (Die Therapie wird von professionellen Therapeuten durchgeführt.)	• Kenntnisse über den Ablauf, festgelegte Ziele und mögliche Probleme	• Integration aller am Therapiekontext beteiligten Personen und Bildung von interprofessionellen Teams
	• spezifische Kenntnisse zu den Wirkungspotenzialen von Tieren und deren beobachtbaren Effekten	• hierbei ist es erforderlich, die Pflegenden zu befähigen, bereits geringe Veränderungen bei den Betroffenen wahrzunehmen, um ggf. gewünschte Reaktionen positiv zu verstärken bzw. negative abzubauen, damit soll die Therapie unterstützt und Kontinuität gewährleistet werden

Die Vermittlung von Kenntnissen und Wissen soll dazu beitragen, tiergestützte Interventionen in die Pflege und Begleitung demenziell erkrankter Menschen zu integrieren. Die aufgezeigten Kenntnisse aus dem Bereich »Tiere in Institutionen« stellen ein Basiswissen dar, das in konsequenter Weise bereits in der Pflegeberufserstausbildung vermittelt werden sollte. Darauf aufbauend folgen die Kompetenzen, die sich entwickeln, wenn die theoretisch angeeigneten Kenntnisse mit Erfahrungen aus der alltäglichen Pflegepraxis angereichert werden.

Auf der Grundlage des Kompetenzmodells von *Benner* (2000) kann davon ausgegangen werden, dass sich professionelles Expertenhandeln mit und über tiergestützte Interventionen entwickeln kann, wenn es gelingt, die beschriebenen Inhalte zu vermitteln und diese in die praktischen Tätigkeiten zu integrieren.

Diese Form des Umgangs mit demenziell Erkrankten – personenbezogen, ressourcenorientiert, sozial-emotional, unterstützt durch die Potenziale von Tieren und gerichtet auf das Wohlbefinden und die Lebensqualität des Dementen – besitzt eine gegenwärtig kaum einzuschätzende enorme Wirkungs- und Leistungsfähigkeit. In Anlehnung an *Benner* können sich Neulinge, geleitet von Richtlinien und eigenen Erfahrungen, im Laufe der Zeit zu Anfängern entwickeln, die später in der Lage sein werden, auf einer abstrakten Ebene Entscheidungs- und Handlungsoptionen durchzuspielen. Anhand von Fallbeispielen und Erfahrungen werden sie dann fähig sein, Situationen aus unterschiedlichen Perspektiven zu betrachten, um zu begründeten Entscheidungen zu gelangen (vgl. *Benner* 2000). Wird eine Pflegeperson im Bereich der tiergestützten Interventionen die Expertenstufe erreichen, so ist sie nicht mehr auf analytische Prinzipien angewiesen, um aus ihrem Verständnis der Situation heraus angemessene Handlungen abzuleiten (ebd.). Auf der Stufe des Experten ist es möglich, Situationen intuitiv zu erfassen, um gleich auf den Kern des Problems zu stoßen, ohne viel Zeit mit Entscheidungsfindung zu verbringen (ebd.). Auf diesem intuitiven Gebiet können Pflegende viel von den Tieren, insbesondere von Hunden und deren Begegnungen mit dementen Menschen, lernen. Manchmal erwecken sie den Eindruck, auf einer Art Expertenebene verborgene Zugänge zu den in sich versunkenen dementen Menschen zu finden und diese zu öffnen (vgl. *Greiffenhagen* 1991; *Bergler* 2000; *Olbrich* 2002).

Gegenwärtig befindet sich wohl keine Pflegekraft im Bereich der Mensch-Tier-Beziehung auf der Expertenstufe. Darum gilt es, mittels geeigneter Methoden, wie beispielsweise erfahrungs-, problem- oder handlungsorientiertem Lernen, die derzeit verfügbaren Erkenntnisse aus der Theorie in die Praxis zu transportieren. Dazu existieren zurzeit berufsbegleitende Weiterbildungen, zum Beispiel vom Kuratorium Deutsche Altenhilfe (»Tiere öffnen Welten«) oder von verschiedenen Vereinen, zum fachgerechten Einsatz von Tieren in Altenpflegeeinrichtungen.[83] Dabei ist festzustellen, dass zwar Abschlusszertifikate ausgestellt werden, die Schulungsinhalte und -zeiten jedoch stark variieren. Gründe hierfür sind fehlende, verbindliche, übergreifende und einheitliche Weiterbildungskonzeptionen.

Es bleibt abzuwarten, ob und wie es in Zukunft gelingen wird, die vorgestellten Erkenntnisse und Potenziale von Tieren in die Pflegepraxis zu integrieren, um so unter der Verantwortlichkeit der Pflege einen entscheidenden Innovationsschub in der Begleitung, Betreuung und Versorgung der demenziell erkrankten Menschen zu leisten. Einen wesentlichen, vor allem theoretischen Beitrag zur Integration dieser Erfahrungen kann die Pflegewissenschaft leisten. Im Folgenden wird daher die Bedeutung tiergestützter Interventionen für die pflegewissenschaftliche Auseinandersetzung herausgearbeitet.

5.3 Die Bedeutung tiergestützter Interventionen für die Pflegewissenschaft

Die gesellschaftlichen und demografischen Veränderungen implizieren auch im pflegewissenschaftlichen Kontext grundlegende Herausforderungen und somit Veränderungsprozesse. Unter Experten herrscht Einigkeit darüber, dass die Nachfrage nach professioneller Pflege steigen wird (vgl. Robert Bosch Stiftung 2000).

Gerade auf dem Gebiet demenzieller Erkrankungen kann die Medizin mit ihrem biomedizinischen Modell nur in sehr begrenztem Maße zur Genesung bzw. zur Verbesserung des gesundheitlichen Status der Betroffenen beitragen. Hier eröffnet sich die Chance für die Pflege, mithilfe pflegerischer Interventionen die Lebensqualität, das physische, psychische und soziale Wohlbefinden der Betroffenen zu bewahren und zu fördern. Dies verlangt von den Pflegenden, den Menschen nicht auf seine Krankheit zu reduzieren, sondern dessen Bedürfnisse und gesundheitsförderliche Potenziale zu erkennen und zu fördern. Kommunikative und psychosoziale Kompetenzen sowie Konzepte zur körperbezogenen Interaktion spielen daher gerade im Umgang mit demenziell erkrankten Menschen eine zentrale Rolle. Die Betroffenen weisen trotz

---

[83] Auf eine detaillierte Darstellung der Weiterbildungskonzeptionen wird verzichtet, da diese zu unterschiedlich sind. Gemeinsam ist ihnen jedoch, dass vorrangig die eigenen, wesensgeprüften Hunde in die Bildungsmaßnahme mit einbezogen werden. Daraus ergeben sich kombinierte Ausbildungsprogramme von Tier und Mensch. Die zum Teil erheblichen Kosten von bis zu 1500 € sind von den Teilnehmern selbst zu tragen.

oder gerade wegen ihrer kognitiven und verbalsprachlichen Einschränkungen hohe Kompetenzen im emotionalen, non- und paraverbalen Bereich auf.

Die sich in den letzten Jahren abzeichnende Abkehr von einer krankheitsorientierten Pflege hin zu einer Pflege, in der Prävention, Gesundheitsförderung und Ressourcenorientierung zentrale Aspekte einer professionellen Arbeit darstellen (ebd.), eröffnet auf der einen Seite die Chance, tiergestützte Interventionen in die Praxis, die Aus- und Weiterbildung sowie in die pflegewissenschaftliche Forschung zu integrieren. Auf der anderen Seite bieten tiergestützte Interventionen mit ihren gesundheits- und ressourcenfördernden Potenzialen der pflegerischen Praxis und ihrer Wissenschaft eine Möglichkeit, den begonnenen Paradigmenwechsel weiter fortzuführen und den eigenständigen Stellenwert der Pflege im präventiven und gesundheitsförderlichen Bereich zu festigen.

Der Einsatz von Tieren als gesundheitsorientiertes Konzept in der Begleitung und Betreuung von demenziell Erkrankten und die Relevanz der wissenschaftlichen Erforschung fußt dabei auf der besonderen Beziehungsdimension, in der Tiere eine Schlüsselfunktion einnehmen und Kontaktprozesse zwischen Erkrankten und Pflegepersonal, Erkrankten und Angehörigen sowie Pflegenden und Angehörigen initiieren.

Beziehung ist eine Basisdimension und der Kern pflegerischen Handelns und damit der Interaktion zwischen allen Beteiligten (vgl. *Görres, Friesacher* 1998). Die Robert Bosch Stiftung äußert sich bezugnehmend auf die Anforderungen einer professionellen Pflege folgendermaßen: »*Pflegen erfordert die Aufnahme einer Beziehung, in der sich körperliche, seelische, soziale und sinnstiftende Aspekte verbinden*« (Robert Bosch Stiftung 2000:91).

Der Kontakt zu Tieren vereint emotionale Komponenten, wie die Bedürfnisse nach Nähe, Liebe, Freude oder Feingefühl ebenso wie sozial-kommunikative Komponenten, die für ein positiv besetztes soziales Miteinander bestimmend sind. Weitere Komponenten finden sich auf der körperlichen Ebene. Diese umfassen nicht nur die physiologischen Veränderungen wie Senkung des Blutdrucks und Stressreduktion, sondern beziehen sich auch auf körperliche Aktivitäten und den taktilen Kontakt, die die Betreuung und Pflege eines Tieres mit sich bringen. Die hierdurch erreichte Strukturierung des Tagesablaufes, aber auch wachgerufene Erinnerungen sind in einer kognitiven Dimension vereint. Die kognitive Dimension schließt zudem auch die Förderung von Kompetenzen aller Beteiligten mit ein, um die permanent gesendeten Botschaften, Absichten und Äußerungen von Tier und Mensch zu erkennen.

Diese vielschichtigen Beziehungsdimensionen, die eine positive Gestaltung des Zusammenlebens mit den Bewohnern und Mitarbeitern unter Einbeziehung der Angehörigen fördern, lassen tiergestützte Interventionen als ein zukünftig viel versprechendes, gesundheitsorientiertes Konzept für die Pflege erscheinen, da sie geeignete Potenziale zur Verbesserung der Lebensqualität, im Sinne einer Förderung des psychischen, sozialen und physischen Wohlbefindens, bieten (s. Kap. 3).

Daher scheint es lohnend, dass Forschungsinteresse der Pflegewissenschaft verstärkt auf die vom Tier induzierten Beziehungsdimensionen, die sich hieraus ergebenden Effekte auf alle Beteiligten und die damit einhergehende Relevanz für die Pflege zu richten.

Der Gegenstandsbereich zukünftiger pflegewissenschaftlicher Forschung ist aufgrund eines weit gefassten Pflegebegriffs sehr breit und multidimensional und daher schwer von anderen Wissenschaften abzugrenzen. Nach *Görres* und *Friesacher* weist der Pflegebegriff folgende verschiedene Dimensionen auf:
» • *Historische Dimension (Entwicklungsgeschichte, Heilkunst)*
  • *Kulturelle Dimension (inter- und transkulturelle Aspekte, Körperverständnis)*
  • *Philosophische Dimension (Menschenbild, Erkenntnisgewinn, moralische und ethische Aspekte)*
  • *Religiöse Dimension (Werte und Normen, Nächstenliebe, Altruismus, Sinnfindung)*
  • *Geschlechtsspezifische Dimension (Pflege als Frauenberuf, Männer in der Pflege)*
  • *Gesellschaftliche Dimension (Wert und Funktion der Pflege in der Gesellschaft)*
  • *Sozialpolitische Dimension (Pflege privat/öffentlich, Sozialstrukturabhängigkeit, Pflegeversicherung)*
  • *Gesundheitspolitische Dimension (Gesundheits-/Krankheitsbegriff, Pflegebedarf, Pflegeberichterstattung)*
  • *Bildungspolitische Dimension (Aus-, Fort- und Weiterbildung, Berufsbildungssystem, Schlüsselqualifikation, Theorie-Praxis-Transfer)*
  • *Berufspolitische Dimension (Professionalisierung, Berufsfelder)*
  • *Institutionelle Dimension (Status i. d. Institution, Berufsrolle)*
  • *Zeitdimension (Zeitorganisation, Arbeitszeitmodelle)*
  • *Architektonische Dimension (pflegegerechte Bauweise/Einrichtung, architektonisches Milieu als Therapiefaktor)*
  • *Technische Dimension (ergonomische Aspekte, Materialkunde, Pflegehilfsmittel)*
  • *Interaktive/kommunikative Dimension (Pflege-Patient-Verhältnis, Verhältnis zu anderen Berufen und Funktionsbereichen)*
  • *Taktile Dimension (Bewegungsanalyse, Berührungsaspekte)*
  • *Alltagsweltliche Dimension (Alltagsverständnis von Pflege)*
  • *Wissenschaftliche Dimension (Wissenschaftstheorie/-geschichte, Theoriebildung, Methodenentwicklung, Gegenstands-/Begriffsbestimmung, usw.)*«
  (Görres, Friesacher 1998:161).

Die Verortung tiergestützter Interventionen in den verschiedenen Dimensionen, wie beispielsweise bildungs-, gesellschafts- und berufspolitische Ebene, wie auch auf interaktiver-kommunikativer, alltagsweltlicher, architektonischer und wissenschaftlicher Ebene, verdeutlicht erneut die hohe Relevanz für die Pflegepraxis und Forschung. Entsprechend breit gefächert ergeben sich diesbezügliche Forschungsthemen. Daher kann die Frage nach angemessenen Wegen und Methoden der Erforschung (qualitativ oder quantitativ) bewusst offen gehalten werden.

Wesentliche Anhaltspunkte möglicher Forschungsfragen und Themen könnten dabei die Pflegenden selbst liefern. Diese greifen häufig auf ein hohes Erfahrungswissen zurück, das sie aufgrund von Beobachtungen gesammelt haben. Es ist anzunehmen, dass viele Pflegende über personales Wissen zu Tieren und deren Wirkungsweisen auf den Menschen verfügen. Einige Pflegekräfte haben derartige Erfahrungen bereits im Bereich der Institution gesammelt. Jedoch spielen hierbei auch Erfahrungen aus dem privaten Bereich eine zentrale Rolle.

Die Aufgabe und die Chance der Pflegewissenschaft bestehen darin, dieses Erfahrungswissen aufzugreifen und zu systematisieren, um daraus Theorien und Konzepte für die Pflegepraxis zu entwickeln, die dazu führen können, den zukünftigen Anforderungen gerecht zu werden und gleichzeitig eine Anhebung des pflegerischen Qualifikationsniveaus zu erreichen. Eine enge Zusammenarbeit zwischen Pflegepraxis und pflegewissenschaftlicher Forschung und Lehre hilft dabei, den Theorie-Praxis-Transfer zu gewährleisten (vgl. Robert Bosch Stiftung 1996). Pflegeforschungen auf allen Gebieten sind wichtig, da die gewonnenen wissenschaftlichen Erkenntnisse Impulse für weiterführende notwendige Innovationsprozesse für die Praxis geben können. *Görres* und *Friesacher* schreiben dazu: »*Durch die Verwissenschaftlichung relevanter Praxiselemente und die praxis-bezogene Rückübersetzung theorie- und forschungsgeleiteter Wissenselemente können innovative Erkenntnisprozesse als praktische Handlungsstrategien in den Pflegealltag diffundieren*« (1998:167)

Die Pflegewissenschaft sollte aufgrund der in dieser Arbeit nachgewiesenen Bedeutungen die Chance ergreifen, dass derzeit wachsende Interesse an den positiven Wirkungen von Tieren auf den Menschen und die vorhandene intrinsische Motivation der Pflegepraxis zu nutzen. So können die im Bereich der Dementenbetreuung bestehenden Grenzen mit Hilfe der vom Tier ausgehenden Potenziale entscheidend und nachhaltig erweitert werden.

5.4 Hinweise und Grenzen tiergestützter Interventionen

Die vielfältigen positiven Wirkungen von Tieren auf alle Beteiligten wurden hinreichend erläutert. Dennoch bedarf es bei der Erwägung, Tiere für die Begleitung und Betreuung demenziell erkrankter Menschen in Alten und Pflegeheimen einzusetzen, einer sorgfältigen Planung, um einen größtmöglichen Nutzen für die Bewohner, das Personal, aber auch für die Tiere selbst zu erlangen. Neben den in den letzten Abschnitten beschriebenen fachlichen Kenntnissen und Kompetenzen der Pflegenden sind noch weitere wichtige Hinweise und Vorüberlegungen erforderlich, um für die Integration tiergestützter Interventionen in die Pflegepraxis bestmögliche Bedingungen zu schaffen.

Dieser Abschnitt gibt zentrale Hinweise für eine geplante Implementierung von Tieren in Institutionen, weist jedoch auch auf mögliche Grenzen hin. Voraussetzungen für tiergestützte Interventionen im Heimalltag sind die Bereitschaft und die Akzeptanz aller Beteiligten. Da das Pflegepersonal die Hauptbezugspersonen der Bewohner sind und von ihnen die Begleitung, Durchführung und Reflexion der tiergestützten Interventionen geleistet werden, sollten sie von Anfang an in alle Entscheidungsprozesse und Planungen einbezogen werden.

Einwände und Vorbehalte gegen Tierhaltung im Heim betreffen vor allem hygienische Aspekte, z. B. übertragbare Krankheiten von Tieren auf den Menschen, Allergien, eine eventuell erhöhte Unfallgefahr durch Tiere und eine mögliche Erhöhung der Arbeitsbelastung wegen einer zusätzlichen Versorgung der Tiere (vgl. *Greiffenhagen* 1991). *Greiffenhagen* betont in diesem Zusammenhang, dass diese Vorbehalte des Personals bereits nach kurzer Zeit von den meisten Mitarbeitern abgebaut und sogar ins Gegenteil verkehrt wurden. Selbst anfängliche Skeptiker hoben den Nutzen von Tieren hervor. Zu ähnlichen Ergebnissen gelangte auch die Untersuchung *Salomons* et al. 1983.[84]

Eine angenehmere Stationsatmosphäre, ein intensiverer Kontakt mit den Bewohnern, eine deutlich wahrnehmbare Verbesserung des Wohlbefindens der Bewohner und damit eine höhere Arbeitszufriedenheit der Pflegenden sind nur einige Faktoren, die letztlich zu einer Verringerung der Arbeitsbelastungen führen.[85]

Bedenken hinsichtlich der Hygiene können durch umfassende Information der Mitarbeiter ausgeräumt werden. Tabelle 28 führt mögliche Erkrankungen der Tiere, die Ansteckungsrisiken für den Menschen und die Maßnahmen zur Vermeidung dieser Risiken auf, um zu verdeutlichen, wie gering die Gefahr bei artgerechter Tierhaltung, regelmäßiger veterinärmedizinischer Überwachung und der Einhaltung hygienischer Standards ist. In den meisten Fällen können mit derartigen Maßnahmen Übertragungen auf den Menschen gänzlich ausgeschlossen werden.

Darüber hinaus ist zu konstatieren, dass die Gefahr der Übertragung von Krankheiten auf die Bewohner durch die Besucher wesentlich höher ist, als durch die Tiere im Heim (vgl. *Weber, Schwarzkopf* 2003).

Allergien im Zusammenhang mit Haustieren können dagegen ein größeres Problem darstellen. Daher muss bei der Planung und dem Einsatz von Tieren eruiert werden, ob bei Bewohnern oder Personal Allergien gegen bestimmte Tiere[86] bestehen. Nur so kann sichergestellt werden, dass der Kontakt zu entsprechenden Tieren vermieden wird und keine gesundheitlichen Beeinträchtigungen für die Betroffenen entstehen.

Vorbehalte hinsichtlich einer erhöhten Unfallgefahr durch Tiere sind unbegründet. Eine amerikanische Studie mit 310.000 Bewohnern aus 284 Heimen, die Hunde hielten, ergab, dass während eines Jahres nur insgesamt zwei Bewohner durch den Hund gestürzt waren. Die Studie zeigte, dass die Unfälle, die sich bei Aufstehen, Toilettengang oder Waschen ereigneten, während des gleichen Zeitraums um ein Vielfaches höher waren (vgl. *Ochsenbein* 2005).

---

[84] Siehe Kapitel 4.3 (Tab. 21)

[85] Siehe Kapitel 5.1

[86] Dabei besteht keine Allergie gegen das Tier an sich, sondern gegen bestimmte, vom Tier ausgehende Allergene. Allergene sind Tierepithelien, Urin- oder Kotproteine, die über die Atemwege aufgenommen werden oder mit der Haut der Person in Berührung kommt. Sie lösen entweder sofort oder nach einem gewissen Zeitraum Allergiesymptome wie tränende Augen, juckende oder tropfende Nase, Husten, Ekzeme oder asthmatische Anfälle aus (vgl. *Pschyrembel* 1994).

Tabelle 28: Übertragbare Krankheiten zwischen Tier und Mensch (vgl. *Meier* 2005).

Krankheit	Ansteckung/Gefahr	Vorbeugende Maßnahme
Abszesse, Angina	• bakterielle Infektion, bei der die Erreger durch kleine Hautverletzungen eindringen; es kann zur Bildung von infektiösen Eiteransammlungen sowohl beim Menschen als auch bei Tieren kommen	• (tier-)ärztliche, antibiotische Behandlung der Entzündung • bei Kontakt Hände waschen, um Ansteckung auszuschließen
Hautparasiten	• durch Milben, Flöhe oder Läuse hervorgerufener starker Juckreiz • Milben und Läuse verlassen im Gegensatz zu Flöhen eher selten ihren Wirt	• Vorbeugung durch entsprechende Halsbänder oder Öle • Bekämpfung des Parasiten unter Einbeziehung der unmittelbaren Umgebung • Behandlung möglicher Hautirritationen durch vermehrtes Kratzen • Beratung durch den Tierarzt
Toxoplasmose	• Erkrankung bei Tier und Mensch, meist symptomlos beim Menschen • Gefahr der Fehl- oder Missbildung des Fötus bei Ansteckung in der Schwangerschaft • Ansteckung über Kot der Katze, wenn diese mit Erreger infiziert ist und der Kot 3 bis 4 Tage liegen bleibt	• besondere Vorsichtsmaßnahmen bei Schwangeren (z. B. Einmalhandschuhe bei Reinigung des Katzenklos) • Katzen kein rohes Fleisch füttern
Hautpilz-erkrankungen (Dermatomykosen)	• treten bei Tieren mit Fell auf • juckende, haarlose, ringförmige Hautveränderungen, die durch intensiven Hautkontakt auch auf den Menschen übertragen werden	• bei starkem Juckreiz des Tieres Ursache abklären • wenn unklar bzw. Anzeichen der beschriebenen haarlosen Stellen: Tierarzt aufsuchen
Band- und r Spulwürmer	• Bandwürmer, die in zwei verschiedenen Wirtsarten leben, sind für Menschen gefährlich, wenn diese als Zwischenwirt dienen (z. B. Hundebandwurm), da Larven innere Organe wie Leber, Lunge und Gehirn befallen • Ansteckung erfolgt, wenn die Eier des Bandwurms über den ausgeschiedenen Kot fleischfressender Tiere vom Menschen über den Mund aufgenommen werden	• keine Schlachtabfälle an Tiere verfüttern • regelmäßige Entwurmung • Händewaschen nach Tierkontakt
	• Spulwürmer leben häufig im Darm junger Hunde und Katzen und werden über Kot auf gleiche Tierart, sehr selten auf den Menschen übertragen	• Entwurmung junger Haustiere alle 2 bis 3 Monate • gründliche Körperhygiene • Beseitigung des Kots

►►

Krankheit	Ansteckung/Gefahr	Vorbeugende Maßnahme
Salmonellose	• Durchfallerkrankung, die sowohl von einem Tier auf das andere als auch auf den Menschen übertragen werden kann • Erkrankung erfolgt nicht über direkten Kontakt, sondern über stark verschmutzte Nahrungsmittel • eine Ansteckung bedarf aber einer hohen Anzahl von Bakterien, ist jedoch für ältere Menschen sehr gefährlich	• Temperaturen über 80 °C tötet Erreger ab • nach Tierkontakt und vor Essenszubereitung Hände waschen • zum Schutz der Tiere Verzicht auf Fütterung mit Schlachtabfällen
Tollwut	• zum Tod führende Infektion • Ansteckung über Speichel eines erkrankten Tieres durch Bisse oder Hautverletzungen	• Impfung der Tiere im Heim ein Mal pro Jahr
Grippe	• Grippeerkrankungen sind meistens nur innerhalb einer Tierart ansteckend und nur in sehr seltenen Fällen auf den Menschen übertragbar	• nicht notwendig
Hirnhautentzündung (Meningitis)	• diese fieberhafte Erkrankung des Nervensystems kann zum Tod führen und wird häufig von einem Zeckenbiss übertragen • Tier stellt geringe Infektionsgefahr für den Menschen dar, da Meningitis nicht direkt auf den Menschen übertragen wird, aber Zecken, die sich im Fell befinden und noch nicht festgesaugt sind, könnten durch Kontakt auf den Menschen übertragen werden	• Impfung des Menschen • Anti-Parasitenmittel (Tierarzt befragen) • regelmäßiges und gründliches Absuchen
Papageienkrankheit (Psittacose)	• Übertragung auf den Menschen durch Staubpartikel, die von Vögeln aufgewirbelt werden sowie Kot und Blut • führt beim Menschen zu fieberhafter Bronchopneumonie, teilweise auch zu Meningitis	• regelmäßige tierärztliche Kontrolle • große Volieren mit vielen Vögeln nicht in geschlossenen Räume stellen bzw. wenn, dann verglasen • keine Gefahr bei Vogelkäfigen, in denen nur ein oder zwei Tiere gehalten werden
Kaninchenschnupfen (Pasteurellose)	• Infektion der Atemwege, die auch auf andere Organe übergreifen kann und für das Tier meist tödlich verläuft • für Menschen keine Gefahr	• eine Übertragung kann durch regelmäßiges Händewaschen und sofortige Behandlung des Tieres ausgeschlossen werden

Verletzungen durch Bisse können durch eine sorgfältige Auswahl der Tiere und eine Überwachung der Interaktionen zwischen Tier und Mensch minimiert werden. Kleinere Kratz- oder Bissverletzungen sollten umgehend desinfiziert und beobachtet werden. Bei länger andauernden Rötungen und Schmerzen sollte der Arzt informiert werden (vgl. *Meier* 2005).

Es kann festgehalten werden, dass der von Tieren ausgehende Nutzen für die Menschen die möglichen Gefahren bei weitem übersteigt und anfängliche Bedenken und Ängste zum großen Teil durch umfassende Information der Mitarbeiter ausgeräumt werden können (vgl. *Weber, Schwarzkopf* 2003).

Mit der Haltung von Tieren übernimmt eine Institution auch die Verpflichtung, die Tiere entsprechend ihrer Bedürfnisse zu halten, zu pflegen, zu ernähren und für deren Wohlbefinden zu sorgen. Ein Tier darf nicht instrumentalisiert und ausgenutzt werden (vgl. *Bergler* 2000). Daher sollten vor der Implementierung tiergestützter Interventionen grundsätzlich die Haltungsmöglichkeiten der Tiere im Heim, die Eigentumsansprüche sowie Zuständigkeits- bzw. Verantwortungsbereiche für die artgerechte Haltung und Pflege und die Aufteilung der anfallenden Kosten geklärt werden (vgl. *Gäng* 2005). Strukturelle Gegebenheiten bestimmen häufig die Haltungsmöglichkeiten und damit die Auswahl der geeigneten Tiere. Den Tieren müssen entsprechend ihrer Art genügend Platz, freier Auslauf und geeignete Rückzugsmöglichkeiten gewährt werden. Informationen über Richtlinien und Empfehlungen zur artgerechten Haltung einzelner Tierarten sollten daher von entsprechenden Stellen, beispielsweise von der tierärztlichen Vereinigung für Tierschutz, eingeholt werden (vgl. *Bergler* 2000).

Egal, welche Eigentumsverhältnisse der Tierhaltung im Heim vorherrschen, letztlich muss die Heimleitung für eine art- und tiergerechte Haltung Sorge tragen und die Verantwortung übernehmen (vgl. *Gäng* 2005). Neben Hinweisen zu Haltungs-, Eigentums- und Kostenfragen ist es darüber hinaus wichtig, nicht nur Vorkehrungen für Krankheit und Tod der Besitzer zu treffen, sondern auch für den Verlust des Tieres. Es ist anzunehmen, dass Tod oder Krankheit eines Tieres zu einer starken psychischen Belastung für Bewohner und zum Teil auch für das Personal werden können. Wie auch die Studie von *Graf* 1999[87] zeigen konnte, führt der Verlust des Tieres zu körperlichen und psychischen Einschränkungen. Es ist daher seitens der Heimleitung notwendig, Verständnis zu zeigen und Möglichkeiten für individuelle Trauer zuzulassen. Darüber hinaus sollte dafür Sorge getragen werden, das Personal so zu qualifizieren, dass es in der Lage ist, mit Verlust umzugehen, die Bewohner in ihrer Trauer zu begleiten, ihnen zu helfen, den Tagesablauf ohne das Tier zu gestalten und bei einer eventuellen Umgewöhnung an neue Tiere oder andere Möglichkeiten unterstützend zur Seite zu stehen.

Besonders der letzte Punkt macht deutlich, dass es sich bei tiergestützten Interventionen nicht um eine »Therapie ohne Nebenwirkungen« handelt (vgl. *Bergler* 2000). Die Grenzen im Einsatz von Tieren liegen zum einen in der Gefahr einer zu starken

---

[87] Siehe Kapitel 4.3 (Tab. 23)

emotionalen Belastung, z. B. wenn die Halter spüren, dass sie ihr Tier nicht mehr optimal versorgen können. Zum anderen können sich auch lang andauernde Trauer-reaktionen bei Verlust des Tieres auf den gesundheitlichen Status der Betroffenen auswirken. Wird diese Gefahr jedoch durch die Institution und die Pflegenden mit entsprechenden Vorkehrungen aufgefangen, werden möglicherweise Ressourcen akti-viert, die es den Betroffenen im Rahmen ihrer Fähigkeiten ermöglichen, sich sowohl mit dem Kreislauf des Lebens, der eigenen Vergänglichkeit, als auch mit den eigenen Entwicklungspotenzialen auseinander zu setzen.

Der biografische Hintergrund jeder einzelnen Person ist entscheidend dafür, inwie-weit und ob Tiere überhaupt als emotional interessant wahrgenommen werden und damit tiergestützte Interventionen hilfreich sein können (vgl. *Müller* 1998). Nur wenn bei den demenziell erkrankten Menschen auch die Bereitschaft besteht, einen emotionalen Kontakt zum Tier zuzulassen, können Tiere als Schlüssel in die verbor-gene Welt positive Effekte erzielen. Die Aspekte der Zuneigung, der Sympathie und damit einer angstfreien Begegnung sind zentrale Elemente einer gefühlsbetonten Beziehungsaufnahme. Die aus der Biografie begründeten Vorlieben und Abneigungen gegen spezielle Tierarten oder Tiere allgemein müssen daher evaluiert und in die Arbeit integriert werden. *Greiffenhagen* betont, dass alte Menschen besonders dann von Tieren profitieren, wenn sie schon in früheren Lebensphasen, insbesondere als Kind, positive Beziehungen zu Tieren aufbauen konnten (vgl. 1991). Wer derartige Beziehungen nie gekannt hat, oder bei wem die Begegnung mit Tieren durch negative Erfahrungen sogar angstbesetzt ist, wird im Alter vermutlich wenig von tiergestütz-ten Interventionen profitieren. Dennoch ist nicht ausgeschlossen, dass Tierliebe auch noch im Alter gelernt werden kann (ebd.).

Die Ausführungen verdeutlichen, dass Tiere nicht bei jedem Menschen zwangsläufig und in gleichem Ausmaß einen gesundheitlichen Einfluss haben. Die Auswahl geeig-neter Tiere, die Gestaltung der Begegnungssituation und eventuell auch die Entschei-dung, auf ein Tier bei der Begleitung demenziell erkrankter Menschen zu verzichten, sollte individuell, sensibel und reflektiert erfolgen sowie weitestgehend auf die bio-grafischen Erfahrungen der Betroffenen abgestimmt werden.

5.5 Schlussfolgerungen

Dieses Kapitel verdeutlichte die große Bedeutung tiergestützter Interventionen bei de-menziell Erkrankten für Pflegepraxis, -pädagogik und -wissenschaft. Der Nutzen von Tieren für den Menschen ist nach einhelliger Expertenmeinung höher als die damit verbundenen Risiken (vgl. *Weber, Schwarzkopf* 2003). Daher erscheint es wichtig und notwendig, diesen innovativen Bereich der sozio-emotionalen Betreuung auch seitens der Pflege zu erschließen.

Viele Menschen haben im Laufe ihres Lebens positive Erfahrungen mit Tieren gemacht. In Anbetracht eines bevorstehenden Generationswechsels[88] wird die Anzahl derer, die Tiere als Familienmitglied und Gefährte im Leben betrachten, mit großer Wahrscheinlichkeit deutlich ansteigen. Es gilt bereits gegenwärtig damit zu beginnen, die Potenziale der Tiere sinnvoll in die Begleitung demenziell Erkrankter zu integrieren, um zukünftig auf den Wechsel vorbereitet zu sein und entsprechend wirksame Angebote unterbreiten zu können.

Die große Bedeutung für den Einsatz von Tieren in der Arbeit mit demenziell erkrankten Menschen aller Stadien resultiert aus der beschriebenen Schlüsselfunktion, mit der es möglich ist, Kontaktprozesse zu initiieren und aufrecht zu erhalten. Darüber hinaus bedeutend ist, dass das gesamte Umfeld von den positiven Wirkungen profitiert und tiergestützte Interventionen hoch praktikabel sind. Tiere sollen und können den Menschen nicht ersetzen, jedoch erweitern sie dessen Möglichkeiten einer aktiven Beziehungsgestaltung erheblich.

Kuhlmey und *Winter* konstatieren allerdings Defizite in der Ausbildung, vor allem in den Bereichen Gerontopsychiatrie, Rehabilitation, Prävention und Gesundheitsförderung (vgl. 2000). Eine Verknüpfung des neuen pflegetheoretischen Wissens der vergangenen Jahre mit den Erkenntnissen aus der Erforschung der Mensch-Tier-Beziehung kann dabei helfen, das Theorie-Praxis-Gefälle mittels des immanenten lebensweltlichen Alltagsbezugs zu verringern.

Innovative Aus-, Weiter- und Fortbildungsprogramme im Bereich tiergestützter Interventionen können Pflegekräfte dazu befähigen, reflektiert zu handeln. Dies ist entscheidend für den Erfolg! Nachhaltige positive Effekte beim Einsatz von Tieren können nur dann entstehen, wenn dieser Einsatz individuell und konsequent umgesetzt sowie langfristig angewandt und wissenschaftlich fundiert erfolgt. Eine Symbiose aus Praxis, Pädagogik und Wissenschaft ist immanent für eine Pflege, die den Anspruch erhebt, gesundheits- und ressourcenorientiert zu arbeiten. Damit kann ein entscheidender Beitrag und ein weiterer Schritt zur Professionalisierung des Berufsfeldes Pflege geleistet werden.

---

[88] Die zukünftigen »Alten« sind vollkommen anders sozialisiert als die jetzigen »Alten«. Die derzeitigen Bewohner von Alten- und Pflegeeinrichtungen sind sehr leidensfähig und geradezu genügsam. Sie sind geprägt durch Kriegserfahrungen und entbehrungsreiche Zeiten, in denen sie gelernt haben, mit wenig auszukommen (vgl. *Böhm* 2004). Hinzu kommt der hohe Frauenanteil.
Die so genannte Nachkriegsgeneration, die zukünftigen »Alten«, hat jedoch gelernt, ihre Bedürfnisse einzufordern und wird dies auch im Alter fortsetzen.
Hinzu kommt, dass Tiere immer weniger zur Existenzsicherung als vielmehr zur Lebensbegleitung und als Bestandteil des Alltags betrachtet werden (vgl. *Bergler* 2000). Das führt dazu, dass die Tiere ihre Besitzer durch kritische Lebensereignisse begleitet haben und sie sich somit als Ressource für ihre Besitzer entwickelt haben, auf die sie im Alter wahrscheinlich nicht verzichten werden. Es ist davon auszugehen, dass die Verbraucher- und Kundenorientierung sowie die seit einiger Zeit forcierte Eigenverantwortung dazu beitragen wird, dass die Nachfrage, auch das Alter mit Tieren zu verbringen, steigen wird.

6   Müssen wir wirklich draußen bleiben?

Die vorliegende Arbeit wollte herauszufinden, über welche Potenziale Tiere verfügen und wie sie das Wohlbefinden und die Lebensqualität demenziell Erkrankter positiv beeinflussen können. Darauf aufbauend wurde die Relevanz für die Pflegepraxis, -ausbildung und -wissenschaft herausgearbeitet. Folgende Hypothese bildete die Arbeitsgrundlage:

> Tiere bieten die Möglichkeit, über die Ansprache aller menschlichen Sinne Kontaktprozesse zu initiieren, die sich wiederum positiv auf den gesundheitlichen, kognitiven, sozialen und emotionalen Status demenziell erkrankter Menschen auswirken. Dadurch eröffnet sich die Chance für Pflegende, mit Hilfe von Tieren intensiver mit den Betroffenen in Interaktion treten zu können.

Um diese Hypothese zu bestätigen, erfolgte zunächst eine intensive Auseinandersetzung mit dem Krankheitsbild Demenz. Dabei konnte deutlich gezeigt werden, dass demenziell Erkrankte bis in fortgeschrittene Stadien hinein sensorisch, sensomotorisch und emotional wahrnehmungsfähig bleiben, und dass das Streben nach der Befriedigung primärer Bedürfnisse wie Liebe und Zuneigung, Anerkennung und Wertschätzung, Sicherheit, Selbstentfaltung und Sinnhaftigkeit auch während einer Demenz essenziell für das Erleben, die Motivation und das Verhalten der Betroffenen sind.

Dies bedeutet, dass demenziell erkrankte Menschen bis ins hohe Krankheitsstadium durchaus in der Lage sind, mit ihren Sinnen die Umwelt wahrzunehmen und auf Außenreize entsprechend zu reagieren. Demzufolge spüren sie auch inkongruentes Verhalten des Personals und ziehen sich immer mehr in ihre eigene Welt zurück. Das wiederum setzt eine Negativspirale aus Frust, Einsamkeit, Hilflosigkeit und Aggression in Gang.

Die Vermutungen im dritten Kapitel gingen in die Richtung, dass Tiere über Möglichkeiten verfügen, in einer Art und Weise mit demenziell erkrankten Menschen in Beziehung zu treten, die für deren individuelle Lebensqualität und Wohlbefinden bedeutsam sein könnte.

Vor dem Hintergrund verschiedener theoretischer Erklärungsansätze wurden die positiven Effekte innerhalb eines Wirkungsgefüges diskutiert. Dabei wurde deutlich, dass Tiere durchaus über präventive und gesundheitsförderliche Potenziale verfügen. Gleichwohl nehmen Tiere eine wichtige Rolle in der Biografie ein. Diese Erkenntnisse lassen die Vermutung zu, dass Tiere die Entwicklung des SOC beeinflussen und somit auch im Alter als Ressource dienen können.

Die Ausführungen des dritten und vierten Kapitels verdeutlichen ebenfalls, dass demenziell erkrankte Menschen auf einer tieferen, unter dem Bewusstsein liegenden

Schicht kontaktfähig sind und auch auf dieser emotionalen Ebene antworten können. Die Basis dieser Kontaktprozesse bildet eine emotionale Bindung und eine kongruente Kommunikation. Es konnte aufgezeigt werden, dass Tiere aufgrund ihrer nonverbalen Verständigungsmöglichkeiten in der Lage sind, derartige Kontaktprozesse zu initiieren und somit unabhängig von den kognitiven und verbal-kommunikativen Fähigkeiten der demenziell Erkrankten mit ihnen in Beziehung treten können.

Bei dieser Form der Interaktion geht es nicht darum, Sachverhalte mitzuteilen. Vielmehr werden über diesem Weg Wünsche, Bedürfnisse, Gemütszustände, Emotionen und die Bezogenheit dem anderen gegenüber mitgeteilt – Themen, die für das Zusammenleben elementar sind und eben die Bereiche ansprechen, die während einer demenziellen Erkrankung lange Zeit intakt bleiben.

Eine Verständigung, die wortlos auf einer tiefen emotionalen Ebene abläuft, ist die Basis einer angstfreien, kongruenten und damit befriedigenden Interaktion zwischen Bewohnern und Tieren. Die aus dieser Begegnung resultierenden Gefühle und Empfindungen bilden die Grundlage für ein mögliches Sich-öffnen-Können gegenüber der Umwelt und ist damit essenziell für Kontaktprozesse mit Pflegenden und Mitbewohnern. Tiere fungieren in diesem Zusammenhang als eine Art Schlüssel, der in der Lage ist, die Tür zur verborgenen Welt der demenziell erkrankten Menschen zu öffnen.

Tiere wecken darüber hinaus Erinnerungen an die Kindheit der Betroffenen. Damit wird die Wahrnehmung der eigenen Person gefördert und regt zu Aktivitäten, wie beispielsweise die Versorgung und Fütterung des Tieres, an. Der Erhalt der Identität des Dementen ist ein wesentliches Element zur nachhaltigen Beeinflussung des Demenzverlaufes.

Bezugnehmend auf die Hypothese konnte verdeutlicht werden, dass die auf der taktilen Ebene ablaufende Kommunikation und Interaktion zwischen Tier und demenziell Erkrankten von zentraler Bedeutung ist und deren sozialen, emotionalen, aber auch den kognitiven Status positiv beeinflusst. Auch die visuelle Wahrnehmung eines Tieres, die mit dem Kontakt zum Tier verbundenen Gerüche und Geräusche, unterstützen die beschriebenen vielfältigen positiven Auswirkungen. Visuell stimuliert werden Erinnerungen wachgerufen, die eine Verbindung zur Realität herstellen können. Das beschriebene Kindchenschema regt in diesem Zusammenhang zur Fürsorge an, motiviert und erheitert gleichermaßen.

Begegnung und Interaktion zwischen Tier und demenziell Erkrankten sprechen somit alle Sinne an (mit Ausnahme des Geschmacks). Dies umfasst die Phase des gegenseitigen Wahrnehmens (visuell, auditiv, olfaktorisch), der Annäherung (vorrangig visuell, taktil), des Kontakts (vorrangig visuell, taktil) wie auch der Loslösung und des Abschiedes (alle Sinne) (vgl. *Otterstedt* 2003c). Jede dieser Phasen besitzt emotions-, spannungs-, motivations- und erwartungsvolle Momente. Die von den Tieren ausgehenden Impulse können als entscheidend für die Erhöhung der Lebensqualität demenziell erkrankter Menschen angesehen werden. Die täglichen An- und Herausforderungen im Umgang mit den Tieren sind für die demenziell Erkrankten nachvollziehbar und mit Sinn erfüllt. Die Gewissheit, selbstständig handeln zu können, weckt Selbstvertrauen und motiviert. Es konnte gezeigt werden, dass Tiere den Bewohnern die Möglichkeit bieten, Zuwendung, Liebe und Geborgenheit zu erfahren, das Gefühl, gebraucht zu werden und sich als eigenständige akzeptierte Person zu erleben – Bedürfnisse, die elementar für das Wohlbefinden sind.

Heimbewohner werden durch den Kontakt und die Beziehung zu Tieren aus ihrem monotonen, reizarmen Heimalltag erweckt und aus der Negativspirale befreit. Tiere sind somit in der Lage, ein Stück Normalität und Heimat in den Heimalltag zu transportieren. Der Schriftsteller *Siegfried Lorenz* schrieb: »*Heimat ist der Winkel vielfältiger Geborgenheit (…) er ist der Platz, an dem man aufgehoben ist, in der Sprache, im Gefühl, ja selbst im Schweigen aufgehoben; und es ist der Flecken, an dem man wiedererkannt wird*« (IEMT 1991:16, zit. nach Lenz o. J.)

Die dargestellten Studien bestätigen, dass der Kontakt mit Tieren auf vielfältige Art und Weise menschliche Bedürfnisse befriedigt und sich positiv auf den Gesundheitszustand und die Lebensqualität des Menschen auswirkt.

Eine Gegenüberstellung tiergestützter Interventionen mit den für die Pflegepraxis gegenwärtig relevanten Interventionsmöglichkeiten verdeutlichte, dass Tiere ein sinnvoll verbindendes Element in der Dementenbetreuung darstellen, weil sie die bisherigen Grenzen in der Kontakt- bzw. Beziehungsaufnahme erweitern.

Auf der Grundlage der Ergebnisse und Erkenntnisse ist es daher äußerst sinnvoll, die Verbotsschilder in den Eingangsbereichen zu entfernen und Tiere in Alten- und Pflegeheime zu integrieren. Es wurden verschiedenste Möglichkeiten gezeigt, wie alten und dementen Menschen der Zugang zu Tieren ermöglicht werden kann und somit ein einfacher, aber entscheidender Beitrag zur Aufrechterhaltung des Wohlbefindens geleistet wird.

Die Relevanz für die Pflege beruht dabei nicht nur auf den positiven Auswirkungen für die Bewohner. Auch das Personal und die Angehörigen profitieren von den Tieren (s. Kap. 5). Eine Pflege, die sich an den Fähigkeiten orientiert, anstatt nur Defizite auszugleichen, birgt das Potenzial für positive Erfahrungen bei allen Beteiligten, erleichtert damit den Umgang mit den Betroffenen und führt schließlich auch zu einer höheren Arbeitszufriedenheit des Personals.

Voraussetzung dafür ist, dass die Pflegenden ihre eigene Haltung und ihre Verhaltensweisen gegenüber den Bewohnern, die sie vorrangig unbewusst nonverbal senden, reflektieren. Eine entscheidende Haltung in der Arbeit mit demenziell Erkrankten: »*Nicht allein die großen, sondern auch die kleinen Schritte sind wichtig und dazu geeignet, eine langanhaltende, positive Veränderung zu bewirken*« (*Rauschenfels, Otterstedt* 2003:396).

Die diesem Buch zu Grunde liegende Diplomarbeit hatte das Anliegen, Pflegenden den hohen Stellenwert des hilfreichen, sozialen und emotionalen Austausches des Tierkontaktes bewusst zu machen und die Pflegepraxis dazu aufzufordern, zu lernen diesen gezielt zu fördern.

Die verbliebenen Fähigkeiten und Ressourcen auf emotionaler, sensorischer und sensomotorischer Ebene müssen verstärkt in der täglichen Interaktion berücksichtigt und integriert werden. Die Ausführungen konnten deutlich zeigen, dass Tiere dabei helfen können. Dabei sollen Tiere weder den Menschen ersetzen noch therapeutisch fundierte Interventionen überflüssig machen. Vielmehr ging es um die bedeutsamen Aspekte, die ein Tier in der Beziehung zu einem demenziell erkrankten Menschen erfüllt und die sich daraus ergebene Relevanz für die Pflege.

Die Begegnung und der gezielte, reflektierte Einsatz von Tieren bei der Betreuung und Begleitung demenziell erkrankter Menschen sollte ein fester Bestandteil einer zunehmend gesundheits- und ressourcenorientierten Pflege werden. Voraussetzung hierfür ist es seitens der Pflegewissenschaft, diese Chance zu nutzen, das Thema aufzugreifen, zu fundieren und entsprechende Konzepte für die praktische Arbeit zu konzipieren.

Die Aus- und Weiterbildungen müssen sich verstärkt dieser Thematik widmen und die Pflegenden dazu befähigen, tiergestützte Interventionen zu planen, zu veranlassen, auszuführen und zu reflektieren. Dies ist insofern notwendig, als nicht jedes Tier, in jeder Situation, bei jedem Menschen gleichermaßen positiven Einfluss hat. Es existieren keine festen Regeln, die eine bestimmte Reaktion garantieren. Daher ist ein verantwortungsvolles, bewusstes und reflektiertes Handeln der Pflegenden, die sowohl die individuellen Bedürfnisse des Tieres, als auch die des Menschen beachten, notwendig, um eine wirklich Beziehung als Basis der vielfältigen Wirkungen entstehen zu lassen.

Darüber hinaus müssen dabei die hier gegebenen Hinweise und Grenzen beachtet werden, um die Chancen, die Tiere für die Pflege bieten, nutzen zu können.

Die Ausführungen können die zu Beginn formulierte Hypothese bestätigen. Es liegt nun in den Händen der Pflege selbst, diese Erkenntnisse in die Pflegepraxis und Aus- bzw. Weiterbildung zu integrieren sowie pflegewissenschaftlich weiter zu fundieren.

Tiere können das Leben in Alten- und Pflegeheimen bereichern. Wir erachten es daher als dringend notwendig, Tiere in den Heimalltag zu integrieren und appellieren an die Heimleitungen den Mut aufzubringen, noch vorhandene Verbotsschilder in den Eingangsbereichen zu entfernen.

Tiere sollten nicht draußen bleiben, sondern aufgrund ihrer facettenreiche Wirkung ein wichtiger und integraler Bestandteil des Heimalltags werden, denn mit und durch Tiere kann ein wesentlicher Beitrag zur Verbesserung der Lebens- und Arbeitsqualität aller Beteiligten geleistet werden.

7   Glossar

AAA	Animal-Assisted Activites
AAT	Animal-Assisted Therapy
Anm.d.d.Verf.	Anmerkung durch die Verfasser
DIW	Deutsches Institut für Wirtschaftsforschung
ebd.	ebenda
et al.	und andere
IAHAIO	International Association of Human-Animal Interaction Organization (Weltweiter Dachverband der Institutionen zur Erforschung der Mensch-Tier-Beziehung)
IEMT	Institut für interdisziplinäre Erforschung der Mensch-Tier-Beziehung
KDA	Kuratorium Deutsche Altenhilfe
o. J.	ohne Jahr
SOC	Sence of coherence
SOEP	Socio-Economic-Panel-Survey
Tab.	Tabelle
vgl.	vergleiche
z. B.	zum Beispiel
zit. n	zitiert nach

Literatur

Allen, K.; Gross, A.; Izzo, J. Jr. (1997): Social Support and Resting Blood Pressure Among Young and Elderly Women: The Moderating Role of Pet Dogs and Cats. In: www.delta-society.org/AnimalsHealthAdultsSocial.htm (Stand 25.01.2006).

Allen, K.; Shykoff, B. E.; Izzo, J. Jr (2001): Pet Ownership, But Not ACE Inhibitor Therapy Blunts Home Blood Pressure Response to Mental Stress. In: www.deltasociety.org/AnimalsHealthAdultsStress.htm (Stand 25.01.2006).

Alonso, Y. (1999): Der Einfluss von Haustieren auf die menschliche Gesundheit: Gibt es einen Zusammenhang? In: Gesundheitswesen 61. Georg Thieme, Stuttgart; New York, S. 45–49.

Anderson, W. P.; Reid, C. M.; Jennings, G. L. (1992): Pet ownership and risk factors for cardiovascular disease. In: www.ncbi.nlm.nih.gov/entrez/query.fcgi?cmd=Retrieve&db=pubmed&dopt=Abstract&list_uids=1435469&query_hl=18&itool=pubmed_docsum (Stand 25.01. 2006).

Antonovsky, A. (1997): Salutogenese: Zur Entmystifizierung der Gesundheit. Dt. Übersetzung von Franke, A.; Schulte, N., Dgvt-Verlag, Tübingen.

Ardenne, v. M. et al.(1994): Pschyrembel Klinisches Wörterbuch. Walter de Gruyter, Berlin; New York.

Basler, H.-D.; Keil, S. (2002): Lebenszufriedenheit und Lebensqualität im Alter. Marburger Forum zur Gerontologie, Band 6., Vektor-Verlag, Grafschaft.

Bauer, B. (2001):Die Mensch-Tier-Beziehung und ihre therapeutischen Wirkfaktoren. In: www.uni-wuerzburg.de/sopaed1/breitenbach/delfin/bauer/text.htm (Stand 29.12.2005).

Baun, M. M.; McCabe, B. W. (2003): Companion Animals and Persons with Dementia of the Alzheimer's Type. In: American Behavioral Scientist, Sage Publications, Vol. 47 No.1, S. 42–51.

Bengel, J. (2002): Was erhält Menschen gesund? – Antonovskys Modell der Salutogenese – Diskussion und Stelenwert: eine Expertise, Band 6., Bundeszentrale für gesundheitliche Aufklärung, Köln.

Benner, P. (2000): Stufen zur Pflegekompetenz – From Nivice to Expert, Dt. Übersetzung von Wegenroth, M., Hans Huber, Bern; Göttingen; Toronto; Seattle.

Berghoff, I. (1999): Förderpflege mit Dementen: das Selbst-Erhaltungs-Therapie-Konzept. Ullstein Medical, Wiesbaden.

Bergler, R. (1994): Warum Kinder Tiere brauchen – Informationen, Ratschläge, Tipps. Verlag Herder Spektrum, Freiburg; Basel; Wien.

Bergler, R. (1997): Mensch und Heimtier – Beziehungen und Wirkungen Festvortrag (Kurzfassung) anlässlich der Jubiläums-Veranstaltung »50 Jahre Zentralverband Zoologischer Fachbetriebe Deutschlands e.V.« Bonn. In: www.zzf.de/presse/reden/bergler_jubilaeum/?print=yes (Stand 23.09.2005).

Bergler, R. (2000): Gesund durch Heimtiere: Beiträge zur Prävention und Therapie gesundheitlicher und seelischer Risikofaktoren. Deutscher Instituts-Verlag, Köln.

Blimlinger, E.; Ertl, A.; Koch-Straube, U.; Wappelshammer, E. (1996): Lebensgeschichten. Biografiearbeit mit alten Menschen. Vincent-Verlag, Hannover.

Böhm, E. (2004): Psychobiografisches Pflegemodell nach Böhm: Band II: Arbeitsbuch. Wilhelm Maudrich, Wien; München; Bern.

Bosch, C. F. M. (1998): Vertrautheit – Studie zur Lebenswelt dementierender alter Menschen. Ullstein Medical, Wiesbaden.

Bull, A. (2002): Anstiftung zur Arbeit mit Tieren – Über die pädagogische Arbeit mit Tieren in Berliner Schulen und Kindertagesstätten. Diplomarbeit der Technische Universität Berlin, Fachbereich 02 Erziehungs- und Unterrichtswissenschaften Institut für Sozialpädagogik Studiengang Erziehungswissenschaften/Diplom-Sozialpädagogik. In: www.tu-berlin.de/umweltbildung/anette/mentier.html (Stand 09.01.2006).

Bundeszentrale für gesundheitliche Aufklärung (Hrsg.) (2001): Qualitätsmanagement in Gesundheitsförderung und Prävention – Grundsätze, Methoden und Anforderungen. Band 15, BZgA, Köln.

Coester, F. (2004): Qualitätsmessinstrumente in der Begleitung und Pflege demenziell erkrankter Menschen. KDA, Köln.

Corson, S. A.; Corson, E. O'L.; Gwynne, P. H.; Arnold, L. E. (1977): Pet dogs as nonverbal communication links in hospital psychiatry. In: www.ncbi.nlm.nih.gov/entrez/query.fcgi?cmd=Retrieve&db=pubmed&dopt=Abstract&list_uids=556686&query_hl=6&itool=pubmed_docsum (Stand 25.01.2006).

Delta Society (2006): In: www.deltasociety.org/AnimalsAAAAbout.htm (Stand 05.01.2006)

Duetz, M.; Abel, T.; Siegenthaler, F.; Niemmann, S. (2002): Zur Operationalisierung des Gesundheitsbegriffs in empirischen Studien zu Kohärenzgefühl. In: Wydler, H.; Kolip, P.; Abel, T. (Hrsg): Salutogenese und Kohärenzgefühl – Grundlagen, Empirie und Praxis eines gesundheits-wissenschaftlichen Konzepts. Juventa Verlag, Weinheim; München, S. 85–98.

Engelmann, S.; Engelmann W. (2004): Tiere als Therapie. In: www.oeaz.at/zeitung/3aktuell/2004/03/serie/serie032004hund.html (Stand 05.01.2006).

Farny, D.; Lütke-Bornefeld, P.; Zellenberg, G. (1996): Lebenssituationen älterer Menschen: Beschreibung und Prognose aus Interdisziplinärer Sicht. Sozialwissenschaftliche Schriften Heft 32, Duncker und Humbolt, Berlin.

Faust, V.: Seelische Störungen heute. Wie sie sich zeigen und was man dagegen tun kann. Beck, München, 1999.

Feil, N. (1999): Validation – Ein Weg zum Verständnis verwirrter alter Menschen. Dt. Übersetzung von Klerk-Rubin, V., Ernst Reihnhardt Verlag, München; Basel.

Fine, A. H. (2000): Handbook on Animal-Assisted Therapy: Theoretical foundations and guidelines for practice. Academic Press, San Diego; San Francisco; New York; Boston; London; Sydney; Tokyo.

Fischer, J. D.;Schwarz, G. (1999): Alzheimer Kranke Verstehen-Betreuen-Behandeln. Ratgeber für Fachleute, Angehörige und Helfer. AGJ-Verlag, Freiburg.

Flick, U.; Kardoff, E. von; Steinke, I. (2003): Qualitative Forschung – Ein Handbuch. Rowohlt Taschenbuch Verlag, Reinbek.

Ford, G.; Olbrich, E. (2003): Alte Menschen und Tiere: Zum Verstehen einer hilfreichen Beziehung. In: Olbrich, E.; Otterstedt, C.: Menschen brauchen Tiere. Franckh-Kosmos, Stuttgart, S. 304–318.

Förstl, H. (2003): Lehrbuch der Gerontopsychiatrie und -psychotherapie Grundlagen-Klinik-Therapie. Band 63 der Reihe Klinische Psychologie und Psychiatrie, Thieme Verlag, Stuttgard; New York.

Förstl, H.; Lauter, H.; Bickel, H. (2001): Ursachen und Behandlungskonzepte der Demenzen. In: Deutsches Zentrum für Altersfragen (Hrsg): Expertisen zum Dritten Altenbericht der Bundesregierung. Bd. 4, Verlag Leske und Budrich, Opladen, S. 113–199.

Friedmann, E.; Thomas, S. A. (1995): Pet ownership, social support, and one-year survival after acute myocardial infarction in the cardiac arrhythmia suppression trial (CAST). In: The American Journal of Cardiology, Vol. 76, 1995 S. 1213–1217. In: www.ncbi.nlm.nih.gov/entrez/query.fcgi?cmd=Retrieve&db=PubMed&list_uids=7502998&dopt=Abstract (Stand 25.01.2006).

Frömming-Gallein, U. (2006): Networking: Netze knüpfen, pflegen, lösen. In: Forum Sozialstation, Nr.138, S. 14–17.

Gäng, M. (2005): Ein Tier im Alter: Beziehungshilfe – Neubeginn. In: Gäng, M.; Turner, D. C.: Mit Tieren leben im Alter. Reinhardt, München; Basel, S. 17–22.

Gäng, M.; Turner, D. C. (2005): Mit Tieren leben im Alter. Reinhardt, München; Basel.

Garrity, T. F.; Stallones, L.; Marx, M. B.; Johnson, T. P. (1989): Pet ownership and attachment as supportive factors in the health of the elderly. In: www.deltasociety.org/dsx300.htm (Stand 07.01.2001).

Gebhard, U. (1994): Kind und Natur. Die Bedeutung der Natur für die psychische Entwicklung. Westdeutscher, Opladen.

Gereben, C.; Kopinitsch-Berger, S. (1998): Auf den Spuren der Vergangenheit. Anleitung zur Biografiearbeit mit älteren Menschen. Verlag Wilhelm Maudrich, Wien.

Geyer, S. (2002): Antonovsky's sence of coherence – ein gut geprüftes und bestätigtes Konzept? In: Wydler, H.; Kolip, P.; Abel, T.: Salutogenese und Kohärenzgefühl – Grundlagen, Empirie und Praxis eines gesundheitswissenschaftlichen Konzepts. Juventa Verlag, Weinheim; München, S. 71–84.

Giesecke, M. (2002): Von den Mythen der Buchkultur zu den Versionen der Informationsgesellschaft – Trendforschung zur kulturellen Medienökologie, Suhrkamp Taschenbuch, Frankfurt a. M.

Görres, S.; Friesacher H. (1998): Pflegewissenschaft in Deutschland – Gegenwärtiger Stand und Entwicklungsperspektiven. In: Igl, G.; Kruse, A.; Meier-Baumgartner H. P.; Naegele, G.; Niedermüller, H.; Schütz, R.-M.; Stähelin, H. B. (Hrsg): Zeitschrift für Gerontologie und Geriatrie. Steinkopff Verlag, Band 31; Heft 3, S. 157–169.

Görres, S. (2000): Braucht die geriatrische Rehabilitation eine psychosoziale Fundierung? In: Zeitschrift für Gerontologie (33) Suppl.1, S. I/28-I/34.

Graf, S. (1999): Betagte Menschen und ihre Haustiere. Förderliche und problematische Aspekte der Haustierhaltung und Implikationen für die (Kranken-)Pflege: Eine beschreibende Untersuchung. In: Pflege Heft 12, Hans Huber, Bern, S. 101–111.

Greiffenhagen, S. (1991): Tiere als Thrapie: Neue Wege in der Erziehung und Heilung. Droemer Knaur, München.

Greiffenhagen, S. (1997): Intergenerative Aspekte der Mensch-Tier-Beziehung. In: Kuratorium Deutscher Altenhilfe (Hrsg) Gero Care News Letter: Der Einfluss von Heimtieren im Leben älterer Menschen. 7/97, S. 9–10.

Hauser, U. (2005): Wenn die Vergesslichkeit noch nicht vergessen ist – zur Situation Demenzkranker im frühen Stadium. KDA, Köln.

Heady, B.; Grabka, M. (2004): The relationship between pet owenship and health outcome: german longitudinal evidence, Discussion Paper 434. DIW Berlin. In: www.diw.de/deutsch/produkte/publikationen/diskussionspapiere/docs/papers/dp 434.pdf (Stand 25.01.2006).

Höfer, R. (2002): Kohärenzgefühl und Identitätsentwicklung – Überlegungen zur Verknüpfung salutogenetischer und identitätstheoretischer Konzepte. In: Wydler, H.; Kolip, P.; Abel, T. (Hrsg): Salutogenese und Kohärenzgefühl – Grundlagen, Empirie und Praxis eines gesundheitswissenschaftlichen Konzepts. Juventa Verlag, Weinheim; München, S. 57–70.

IEMT (1991): Tiere im Altersheim: Möglichkeiten und Grenzen ihrer Haltung. Selbstverlag IEMT, Zürich.

Jennings, G. L (1995): Animals and Cardiovascular Health.Paper presented at the 7th International Conference on Human-Animal Interactions. In: www.deltasociety.org/Animals-HealthAdultsCardiovascular.htm (Stand 25.01.2006).

Jonas, I. (2005a): Tierisch was los in Deutschlands Altenhilfe-Einrichtungen? In: Pro Alter Heft 1. KDA, Köln, S. 7–12.

Jonas, I. (2005b): Alte Menschen und Tiere – »Berührung auf einer tiefen Schicht der Persönlichkeit« – Das Pro Alter Experteninterview. In: Pro Alter Heft 1. Kuratorium Deutscher Altenhilfe, Köln, S. 13–17.

Kappel, I. (2003): Wege zu höherer Lebensqualität im Alter – Eine empirischen Studie in Wien und in der Steiermark. Dissertationsreihe der Karl-Franzens-Universität Graz, Graz; Wien.

Katcher, A. H.; Beck, A. M. (1983): New Perspectives on Our Lives with Companion Animals. University of Pennsylvania, Philadelphia.

Kitwood, T. (2004): Demenz. Der person-zentrierte Ansatz im Umgang mit verwirrten Menschen. Dt. Übersetzung von Michael Hermann, Hans Huber, Bern; Göttingen; Toronto; Seattle.

Klare, K.-J. (2001): Tiere im Heim – Heimtiere als flankierende Hilfen bei der aktivierenden und fördernden Pflege in der stationären Betreuung alter Menschen, unter besonderer Berücksichtigung der pflegerischen Arbeit und Ausbildung. Unveröffentlichte Diplomarbeit, Bremen.

Klare, K.-J. (2003): Heimtiere als begleitende Hilfen bei der aktivierenden und fördernden Pflege alter Menschen. In: Olbrich, E.; Otterstedt, C.: Menschen brauchen Tiere. Franckh-Kosmos, Stuttgart, S. 318–325.

Klie, T.; Pfundsteiner, T.; Eitenbichler, L. (2005): Konzeptionelle und rechtliche Varianten der Versorgung von Menschen mit Demenz zwischen ambulant und stationär. In: Zeitschrift für Gerontologie und Geriatrie 38, S. 122–127.

Klimke, V. (2002): Gruppenbild mit Dackel: Warum wir Tiere brauchen. Hirzel, Stuttgart; Leipzig.

Koch-Straube, U. (1997): Fremde Welt Pflegeheim: Eine ethnologische Studie. Hans Huber, Bern; Göttingen; Toronto; Seattle.

Kolip, P.; Wydler, H.; Abel, T. (2002): Gesundheit: Salutogenese und Kohärenzgefühl – Einleitung und Überblick. In: Wydler, H.; Kolip, P.; Abel, T. (Hrsg) (2002): Salutogenese und Kohärenzgefühl – Grundlagen, Empirie und Praxis eines gesundheitswissenschaftlichen Konzepts. Juventa Verlag, Weinheim; München, S. 11–19.

Kornhuber, J., Thome, J., Lange, K. W. & Riederer, P. (1997): Glutamaterge Behandlungsansätze bei Alzheimer Demenz. In: Rösler, M.; Retz, W.; Thome, J.: Alzheimer Krankheit. Beltz, Weinheim, S. 269–274.

Krech, D.; Crutchfield, R. S. et al. (1992): Grundlagen der Psychologie, Beltz Psychologie Verlags Union, Weinheim.

Kruse, A. et al. (1992): Konflikt- und Belastungssituationen in stationären Einrichtungen der Altenhilfe und Möglichkeiten ihrer Bewältigung, Kohlhammer, Stuttgart.

Kuhlmey, A.; Winter, M. H.-J. (2000): Qualitätsentwicklung in der deutschen Pflege: Ergebnisse einer aktuellen Datenanalyse. In: Zeitschrift für Gerontologie und Geriatrie. Steinkopff Verlag, Band 33; 6, S. 480–487.

Lehr, U. (1979): Gero-Intervention – das Insgesamt der Bemühungen, bei psychophysischem Wohlbefinden ein hohes Lebensalter zu erreichen. In: Lehr, U. (Hrsg.): Interventionsgerontologie, Steinkopff Verlag, Darmstadt, S. 1–49.

Lind, S. (2000): Umgang mit Demenz. Wissenschaftliche Grundlagen und praktische Methoden. Ergebnisse einer Literaturrecherche und Sekundäranalyse der Fachliteratur in internationalen Pflegezeitschriften zur psychogeriatrischen Pflege und Betreuung Demenzkranker. Paul Lempp-Stiftung, Agenda Verlag, Münster.

Maslow, A. H. (1981): Motivation und Persönlichkeit. Rowohlt, Reinbek.

Meier, J. (2005): Gibt es Krankheiten, die vom Haustier auf den Menschen übertragen werden können? In: Gäng, M.; Turner, D. C.: Mit Tieren leben im Alter. Reinhardt, München; Basel, S. 38–48.

Mensch und Tier (2005a): Mensch und Tier – Information des Forschungskreises Heimtiere in der Gesellschaft Ausgabe 01/2005. In: http\\www.mensch-tier.de (Stand 03.12.2005).

Mensch und Tier (2005b): Mensch und Tier – Information des Forschungskreises Heimtiere in der Gesellschaft Ausgabe 03/2005. In: http\\www.mensch-tier.de (Stand 03.12.2005).

Messent, P. R. (1983): Social facilitation of contact with other people by pet dogs. In: Katcher, Aaron H./Beck, Alan M. (Hrsg.): New Perspectives on Our Lives with Companion Animals. Philadelphia: University of Pennsylvania, S. 37–46.

Möller, G. (2002): Therapeutische Möglichkeiten bei Alzheimer Demenz – Evaluation des Integrativen/interaktiven Hirnleistungstrainings (IHT) der Heiliggeistspitalstiftung Freiburg – Dissertation. In: www.freidok.uni-Freiburg.de/volltexte/600/pdf/Promotion.pdf (Stand 01.03.2006).

Müller, B. (1998): Die Bedeutung von Tieren für die therapeutische Arbeit mit älteren Menschen. Dissertation der Universität Dortmund im Fachbereich Gesellschaftswissenschaften, Philosophie und Theologie. In: eldorado.uni-dortmund.de:8080/FB12/soz/lehre/1998/BMueller/mueller.doc (Stand 25.01.2006).

Müller, D. (1994): Interventionen für verwirrte, ältere Menschen in Institutionen. Medizinische, pflegerische und psychotherapeutische Entwicklungen. Thema 96. KDA, Köln.

Münch, P.; Walz, R. (1998): Tiere und Menschen. Geschichte und Aktualität eines prekären Verhältnisses. Verlag Ferdinand Schöningh, Paderborn.

Niebuhr, M. (2004): Interviews mit Demenzkranken: Wünsche, Bedürfnisse und Erwartungen aus Sicht der Betroffenen – Eine qualitative Untersuchung zur subjektiven Lebensqualität von Demenzkranken. In: KDA, Köln, S. 9–51.

Niepel, G. (1998): Mein Hund hält mich gesund: der Hund als Therapeut für Körper und Seele. Weltbild, Augsburg.

Ochsenbein, U. (2005): Der Haushund. In: Gäng, M.; Turner, D. C.: Mit Tieren leben im Alter. Reinhardt, München; Basel, S. 93–104.

Olbrich, E. (2002): Tiere in der Therapie – Zur Basis einer Beziehung und ihre Erklärung. In: Basler, H.-D.; Keil, S.(Hrsg.): Lebenszufriedenheit und Lebensqualität im Alter. Marburger Forum zur Gerontologie, Band 6, Vektor-Verlag, Grafschaft, S. 171–230.

Olbrich, E. (2003a): Zur Ethik der Mensch-Tier-Beziehung aus der Sicht der Verhaltensforschung. In: Olbrich, E.; Otterstedt, C.: Menschen brauchen Tiere. Franckh-Kosmos, Stuttgart, S. 32–57.

Olbrich, E. (2003b): Biophilie: Die archaischen Wurzeln der Mensch-Tier-Beziehung. In: Olbrich, E.; Otterstedt, C.: Menschen brauchen Tiere. Franckh-Kosmos, Stuttgart, S. 68–76.

Olbrich, E. (2003c): Kommunikation zwischen Mensch und Tier. In: Olbrich, E.; Otterstedt, C.: Menschen brauchen Tiere. Franckh-Kosmos, Stuttgart, S. 84–90.

Olbrich, E. (2003d): Zum Verstehen der tiergestützten Therapie: Versuch einer Integration. In: Olbrich, E.; Otterstedt, C.: Menschen brauchen Tiere. Franckh-Kosmos, Stuttgart, S. 184–196.

Olbrich, E.; Otterstedt, C. (2003): Menschen brauchen Tiere. Franckh-Kosmos, Stuttgart.

Olbrich, E. (2004): Menschen mit Demenz und Tiere – zum Verstehen einer hilfreichen Beziehung. In: KDA Menschen mit Demenz erreichen – Hilfen zur Kommunikation. KDA, Köln, S. 47–61.

Otterstedt, C. (2003a): Kultur- und religionsphilosophische Gedanken zur Mensch-Tier-Beziehung. In: Olbrich, E.; Otterstedt, C.: Menschen brauchen Tiere. Franckh-Kosmos, Stuttgart, S. 15–31.

Otterstedt, C. (2003b): Der heilende Prozess in der Interaktion zwischen Mensch und Tier. In: Olbrich, E.; Otterstedt, C.: Menschen brauchen Tiere. Franckh-Kosmos, Stuttgart, S. 58–68.

Otterstedt, C. (2003c): Der Dialog zwischen Mensch und Tier. In: Olbrich, E.; Otterstedt, C.: Menschen brauchen Tiere. Franckh-Kosmos, Stuttgart, S. 90–105.

Peters, O.; Frölich, L.; Heuser, I. (2005): Antidementive Kombinationstherapie. In: Nervenheilkunde, 24, S. 476–482.

Pick, P.; Brüggemann, J.; Grote, C.; Grünhagen, E.; Lampert, T. (2004): Schwerpunktbericht: Pflege Robert Koch-Institut. Robert Koch-Institut Berlin.

Piesbergen, C. (2005): DSM IV. In: www.paed.unimuenchen.de/~chris/dsm4.htm (Stand 08.12.2005).

Pietsch, S. (2004): Leukoaraiosis und kognitive Defizite als Folge eingeschränkter cerebraler Vasomotorenreserve und Autoregulation – eine vergleichende Untersuchung mittels neuropsychologischer Testung, transkranieller Dopplersonografie (Kipptisch), Doppler-CO2-Test und Kernspintomographie, Dissertation. In: deposit.ddb.de/cgibin/dokserv?idn=971998736&dok_var=d1&dok_ext=pdf&filename=971998736. pdf (Stand 8.12.2005).

Popp, I. (1999): Pflege dementer Menschen. Kohlhammer, Stuttgart; Berlin; Köln.

Radzey, B.; Heeg, S. (2001): Demenzkranke in der stationären Versorgung: Versorgungskonzepte und offene Forschungsfragen. In: Bundesministerium für Familie, Senioren, Frauen und Jugend (Hrsg.): Qualität in der stationären Versorgung Demenzerkrankter.Bd. 207.2, Kohlhammer, Stuttgart; Berlin; Köln, S. 19–40. www.bmfsfj.de/RedaktionBMFSFJ/Broschuerenstelle/Pdf-Anlagen/PRM-24424-SR-Band-207.1.pdf (Stand 25.01.2006).

Radzey, B. (2001): Qualitätsbeurteilung der institutionellen Versorgung und Betreuung demenziell Erkrankter. Schriftenreihe des Bundesministerium für Familie, Senioren, Frauen und Jugend Bd. 207.1. Kohlhammer, Stuttgart; Berlin; Köln.

Raina, P.; Fellow, W. (1998): Relationship Between Pet Ownership and Healthcare Use Among Seniors. In: www.deltasociety.org/AnimalsHealthSeniors Relationship.htm (Stand 25.01.2006).

Raina, P. et al. (1999): Influence of Companion Animals on the Physical and Psychological Health of Older People: An Analysis of a One-Year Longitudinal Study. In: www.deltasociety.org/AnimalsHealthSeniorsInfluence.htm (Stand 25.01.2006).

Rauschenfells, C.; Otterstedt C. (2005): Chancen und Verantwortung im Tierbesuchsdienst. In: Olbrich, E.; Otterstedt, C.: Menschen brauchen Tiere. Franckh-Kosmos, Stuttgart, S. 385–404.

Re, S. (2003): Erleben und Ausdruck von Emotion bei schwerer Demenz. Dr. Kovac Verlag, Hamburg.

Rennecke, S. (2005): Verhaltens- und Kommunikationsformen dementer Menschen im Pflegeheimalltag. Zimmermann, Dorsten.

Richard, N. (1996): Integratives validierendes Arbeiten. Beitrag im Kongressbericht der Jahresversammlung der Deutschen Gesellschaft für Gerontopsychiatrie und -pychotherapie, Hamburg, S. 215–224.

Robert Bosch Stiftung (1996): Pflegewissenschaft – Grundlegung für Lehre, Forschung und Praxis. Denkschrift. Materialien und Berichte, Bleicher, Bd. 46, Gerlingen.

Robert Bosch Stiftung (2000): Pflege neu denken – Zur Zukunft der Pflegeausbildung. Schattauer, Stuttgart.

Romero, B. (1997): Betreuungsprinzipien, psychotherapeutische Interventionen und Bewahren des Selbstwissens bei Alzheimer Kranken. In: www.alzheimerforum.de/3/1/6/5/set_buch.html (Stand 08.12.2005).

Rösler, M., Retz, W. & Thome, J. (1997): Alzheimer Krankheit. Beltz, Weinheim.

Ruckstuhl, B.; Kolip, P.; Gutzwiller, F. (2001): Qualitätsparameter in der Prävention. In: Bundeszentrale für gesundheitliche Aufklärung (Hrsg.): Qualitätsmanagement in Gesundheitsförderung und Prävention – Grundsätze, Methoden und Anforderungen. Band 15, BZgA, Köln.

Rückert, W. (2001): Qualitätshandbuch Leben mit Demenz – Zugänge finden und erhalten in der Förderung, Pflege und Begleitung von Menschen mit Demenz und psychischen Veränderungen. KDA, Köln.

Schaefer, H. (2005): Der Arzt, der Kranke und das Haustier. In: Gäng, M.; Turner, D. C.: Mit Tieren leben im Alter. Ernst Reinhardt Verlag, München.

Schilliger, P., Matthias-Pullem, H. (2004): Zufriedener mit Hund – Ergebnisse einer Dementia-Care-Mapping-Untersuchung. In: KDA (Hrsg.): Menschen mit Demenz erreichen – Hilfen zur Kommunikation, KDA, Köln.

Schmitz-Dowidat, S. (1999): Musiktherapie bei demenziell erkrankten alten Menschen. Diplomarbeit an der Universität Köln, Heilpädagogische Fakultät.

Schneider, C. M. (2002): Philosophische Überlegungen zu Aron Antonovskys Konzept der Salutogenese. In: Wydler, H.; Kolip, P.; Abel, T. (Hrsg.) (2002): Salutogenese und Kohärenzgefühl – Grundlagen, Empirie und Praxis eines gesund-heitswissenschaftlichen Konzepts. Juventa Verlag, Weinheim; München, S. 21–42.

Schüffel, W.; Brucks, U.; Johnen, R. (1998): Handbuch der Salutogenese: Konzept und Praxis. Ullstein Medical, Wiesbaden.

Serpell, J. A. (1990): Evidence for long term effects of pet ownership on human health. In: www.deltasociety.org/dsx400.htm (Stand 05.01.2006).

Serpell, J. A. (1991): Beneficial effects of pet ownership on some aspects of human health and behavior. In: www.pubmedcentral.gov/picrender.fcgi?artid=1295517&blobtype=pdf (Stand 05.01.2006).

Siegel, J. M. (1990): Stressful Life Events and Use of Physician Service Among Elderly: The Moderating Role of Pet Ownership. In: www.deltasociety.org/download/siegel.rtf (Stand 05.01.2006).

Smet, S. de (2005): Die Bedeutung von Haustieren für das seelische Erleben von älteren Menschen. In: Gäng, M.; Turner, D. C.: Mit Tieren leben im Alter. Reinhardt; München; Basel, S. 23–37.

Sowinski, C. (2004): Menschen mit Demenz erreichen: die besondere Bedeutung der Kommunikation für das KDA-Türöffnerkonzept. In: KDA (Hrsg.): Menschen mit Demenz erreichen – Hilfen zur Kommunikation (192). KDA Fachtagung am 24.November 2003 in Köln. Köln.

Stuhlmann, W. (2004): Demenz – Wie man Bindung und Biografie einsetzt. Reinhardts Gerontologische Reihe Band 33, Ernst Reinhardt Verlag, München; Basel.

Trilling, A.; Bruce, E.; Hodgson, S.; Schweitzer, P. (2001): Erinnerungen pflegen. Unterstützung und Entlastung für Pflegende und Menschen mit Demenz. Vincentz-Verlag, Hannover.

Trojan, A. (2001): Qualitätsentwicklung in der Gesundheitsförderung. In: Bundeszentrale für gesundheitliche Aufklärung (Hrsg.): Qualitätsmanagement in Gesundheitsförderung und Prävention – Grundsätze, Methoden und Anforderungen. Band 15, BZgA, Köln, S. 51–72.

Trojan, A.; Legewie, H. (2000): Nachhaltige Gesundheit und Entwicklung – Leitbilder, Politik und Praxis der Gestaltung gesundheitsförderlicher Umwelt- und Lebensbedingungen. Verlag für Akademische Schriften, Frankfurt.

Turner, D. C. (2005): Tiergestützte Therapie – tiergestützte Pädagogik – tiergestützte Fördermaßnahmen: Unterscheidung und ethische Sicht. In: Gäng, M.; Turner D. C.: Mit Tieren leben im Alter. Reinhardt, München; Basel, S. 193–196.

Universität Witten/Herdecke (2005): Demenz: Evidenzbasierte Leitlinie zu Diagnose und Therapie. Entwickelt durch das medizinische Wissensnetzwerk »evidence.de«. www.evidence.de/Leitlinien/leitlinienintern/Demenz_Start/DemenzText/body_demenztext.html (Stand 28.11.2005).

Vogt, M. (2004): Wie Tiere in den Alltag stationärer Einrichtungen Integriert werden können. In: KDA: Menschen mit Demenz erreichen – Hilfe zur Kommunikation. KDA, Köln, S. 63–66.

Voith, S. (1997): Sozialpädagogische Therapieansätze. In: Weis, S.; Weber, G.: Handbuch Morbus Alzheimer: Neurobiologie, Diagnose, Therapie. Psychologie Verlags Union, Weinheim, S. 1173–1208.

Wachauf, S. (1999): Abhängigkeiten der Gesundheits- und Lebensqualität vom Alter. Dissertation der Technischen Universität München, München.

Wächtershäuser, A. (2002): Konzepte für die Betreuung dementer Menschen. Theoretische Modelle und ihre Umsetzung in der Praxis am Beispiel von Altenheimen in Marburg. Diplomarbeit im Fachbereich Erziehungswissenschaften der Philipps-Universität Marburg, In: www.we-serve-you.de/anne (Stand 08.12.2005).

Walter, U.; Schwartz, F.-W. (2001): Zielorientiertes Qualitätsmanagement und aktuelle Entwicklungen in Gesundheitsförderung und Prävention. In: Bundeszentrale für gesundheitliche Aufklärung (Hrsg.): Qualitätsmanagement in Gesundheitsförderung und Prävention – Grundsätze, Methoden und Anforderungen. Band 15, BZgA, Köln, S. 18–37.

Wagner, K. (2002): Der Verlauf demenzieller Erkrankungen: »Heim versus Home«. Dissertation zur Erlangung der Würde des Doktors der Naturwissenschaften der Universität Bielefeld, Bielefeld.

Watzlawick, P.; Beavin, J. H.; Jackson, D. (1967): Menschliche Kommunikation: Formen, Störungen, Paradoxien. Huber, Bern; Zürich.

Weber, A; Schwarzkopf, A (2003): Heimtierhaltung – Chancen und Risiken für die Gesundheit: Gesundheitsberichterstattung des Bundes Heft 19. Robert Koch-Institut, Berlin.

Wettstein, A. (2004): Die Therapie von Verhaltensstörungen bei Demenz. In: Schweiz Med Forum, 4, S. 607–610.

Weyerer, S. (2005): Altersdemenz – Gesundheitsberichterstattung des Bundes Heft 28. Robert Koch Institut, Berlin.

Weyerer, S.; Schäufele, M. (1999): Epidemiologie körperlicher und psychischer Beeinträchtigungen im Alter. In: Zimber, A. & Weyerer, S. (Hrsg.): Arbeitsbelastungen in der Altenpflege. Verlag für angewandte Psychologie, Göttingen, S. 3–23.

Wiedenmann, R. (1998): Die Fremdheit der Tiere – Zum Wandel der Ambivalenz von Mensch-Tier-Beziehungen. In: Münch, P.; Walz, R.: Tiere und Menschen: Geschichte und Aktualität eines prekären Verhältnisses. Schöningh, Paderborn; München; Wien; Zürich, S. 351–377.

Woods, B. (1999): Promoting Well-Being and Independence for People with Dementia. International Journal of Geriatric Psychiatry, 14, 97–109. In: www3.interscience.wiley.com/cgi-bin/fulltext/60500892/PDFSTART (Stand 25.01.2006).

Wydler, H.; Kolip, P.; Abel, T. (2002): Salutogenese und Kohärenzgefühl – Grundlagen, Empirie und Praxis eines gesundheitswissenschaftlichen Konzepts. Juventa Verlag, Weinheim; München.

Zimber, A.; Weyerer, S. (1999): Arbeitsbelastungen in der Altenpflege. Verlag für angewandte Psychologie, Göttingen.

Register

Mirja Schnabel

Umgang mit Demenzkranken

**Entwicklung eines Lernfeldes
Basis empirischer Daten
aus der Berufspraxis der Pflege**

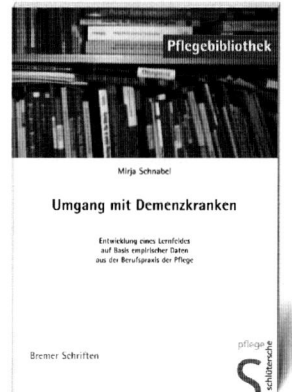

2005. 98 Seiten, 17,3 x 24,5 cm, kartoniert
ISBN 978-3-89993-139-6
€ 14,90

Auf der Grundlage von Interviews mit Pflegekräften entwickelt die Autorin erstmals ein Lernfeld für die Betreuung
Demenzkranker. Dieses trägt nicht nur den Ansprüchen
der Dementen Rechnung, sondern berücksichtigt auch die
Belastungssituation der Altenpflegerinnen.

Aus dem Inhalt

- Theoretische Grundlagen der Curriculumentwicklung
- Darstellung und Erläuterung des Lernfeldkonzepts
- Bedeutung des dementiellen Syndroms für die Altenpflege (-ausbildung)
- Der qualitativ-heuristische Forschungsansatz
- Darstellung der empirisch ermittelten beruflichen Handlungssituationen
  (Auszüge aus Interviews mit Pflegekräften)
- Zielformulierungen und Inhalte des Lernfeldes
  »Umgang mit Demenzkranken«

»Mirja Schnabel geht ausführlich auf den theoretischen Bezugsrahmen ein und behandelt das klinische Syndrom Demenz, um so ein Grundverständnis für das von ihr entwickelte Lernfeld zu ermöglichen. Mit Hilfe einer empirischen Untersuchung werden
Handlungssituationen in der Berufspraxis ermittelt, die anschließend Eingang in das
Lernfeld finden. Die Inhalte des Lernfeldes beziehen sich dabei auf die Pflege von Erkrankten im mittelschweren bis schweren Demenzstadium.«

Gerd Lübbert für das Diakonisches Werk Westfalen

Sabrina Duppel

Nähe und Distanz als gesellschaftliche Grundlegung in der ambulanten Pflege

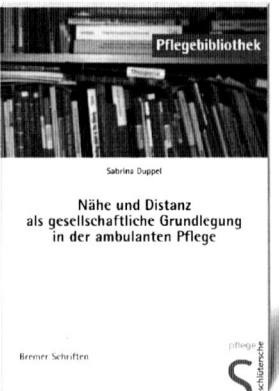

2005. 100 Seiten, 17,3 x 24,5 cm, kartoniert
ISBN 978-3-89993-143-3
€ 22,90

Die Autorin untersucht Hintergründe, Inhalte und Handlungsmöglichkeiten im Umgang mit der »gesellschaftlich definierten Distanz« (staatliche Regulierungen etc.) und der »kulturell erwarteten Nähe« (bedingt durch die individuellen Bedürfnisse und die Intimität der täglichen Arbeit).

»Das Buch setzt sich mit dem Balanceakt zwischen professioneller Nähe und beruflicher Rollendistanz auseinander. Die Autorin analysiert präzise und untersucht Hintergründe, Inhalte und Handlungsmöglichkeiten im Umgang mit der ›gesellschaftlich definierten Distanz‹ und der ›kulturell erwarteten Nähe.‹«   *Heilberufe*

Sonja Kleinevers

Sexualität und Pflege

Bewusstmachung einer verdeckten Realität

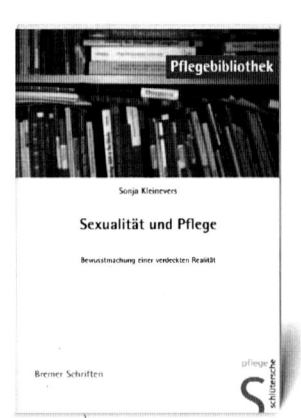

2004. 112 Seiten, 17,3 x 24,5 cm, kartoniert
ISBN 978-3-89993-120-4
€ 19,90

»Das Buch besticht durch klare Struktur auf wissenschaftlichem Niveau: Es gelingt der Autorin, ein diffiziles Thema in elaborierter Form in gebotener Knappheit zu beschreiben, Kontraste zuzulassen, beim Leser eigene Ideen zu generieren, keine Ratschläge zu geben, sondern persönliche Lösungswege zu ermöglichen. Ergänzt wird es durch einen didaktischen Entwurf für Lehrende. Eine ausführliche Literaturliste vervollständigt das aufwändig und gleichzeitig übersichtlich gestaltete Buch. Für das Werk spricht vor allem die differenzierte Darstellung in Vielfalt und Breite bei gleichzeitiger Tiefe der Themenstellung. Für professionelle Pflege kann dieses Buch als Meilenstein gelten!«

www.socialnet.de

schlütersche